Kleiner Ratgeber

für den

Apothekenkauf.

Von

Dr. E. Mylius,

Besitzer der Engelapotheke in Leipzig.

Zweite vermehrte und verbesserte Auflage.

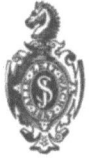

Springer-Verlag Berlin Heidelberg GmbH

1902.

ISBN 978-3-642-90144-7   ISBN 978-3-642-92001-1 (eBook)
DOI 10.1007/978-3-642-92001-1

Vorwort zur ersten Auflage.

Schriftunkundige behaupten, es stände im Sirach der Spruch: „Mein Kind, hüte Dich vor dem vielen Bücherschreiben, denn des Geschmieres ist heute kein Ende". Wiewohl ich nun diesen Rat im Buch der Bücher vergeblich gesucht habe, so büfst er doch dadurch in seiner Weisheit nichts ein, dafs er nicht von jenem weisen Juden stammt. Wenn ich nun trotz dieser Einsicht die Feder ansetze, so mufs ich mich zunächst dadurch entschuldigen, dafs das beabsichtigte Werk zu dünnleibig ausfallen wird, um auf den Titel eines Buches Anspruch machen zu können. Sodann aber hoffe ich wirklich meinen Kollegen, besitzenden sowohl, wie Besitz suchenden, durch manches in dem nachstehenden enthaltene einen Dienst zu erweisen. Ein cynisches Sprichwort meint, ein Pferdekauf sei noch schwieriger als heiraten, sodafs also ein Pferdekauf für das schwierigste und gewagteste aller Geschäfte zu halten wäre. Dem ist aber offenbar nicht so, vielmehr geht ein Handel um eine Apotheke hinsichtlich der Schwierigkeit der Beurteilung des Kaufobjektes doch noch weit über den Pferdekauf. Dies sagen mir die eigenen Erfahrungen als Käufer wie als Verkäufer, sowie die häufigen Mifserfolge, namentlich junger Fachgenossen, denen ein wohlerfahrener

Freund nicht zur Seite stand, ja selbst ehemaliger Apothekenbesitzer, die sich beim Neuankauf so gründlich getäuscht haben, dafs sie zeitlebens an ihrem Fehlgriff zu tragen hatten. Man glaubt kaum, wieviel Kapital durch unüberlegte Apothekenkäufe verloren geht. Gewifs kommt ein eigentlicher Bankerott verhältnismäfsig selten bei Apothekern vor. Allein desto öfter finden Verkäufe mit Kapitalverlust statt und Verkäufe, bei welchen aufser dem verloren gehenden Kapital der Betroffene auch noch seine verfügbaren Gelder in der Weise verliert, dafs er sie als Hypothek auf seinem ehemaligen Besitz zurücklassen mufs. Derartige Unglücksfälle gelangen nicht in die Öffentlichkeit und werden daher vergleichsweise nur wenigen Personen bekannt.

Naturgemäfs findet sich ja der Käufer eines Geschäftes in bei weitem ungünstigerer Lage als der Verkäufer. Denn während der letztere sich auf völlig bekanntem Operationsfelde befindet, hat der erstere meist keine Kenntnis der einschlägigen besonderen Verhältnisse und ist obenein gewöhnlich der weniger erfahrene, jüngere Geschäftsmann. Deshalb sind die zu gebenden Ratschläge zunächst für die Käufer berechnet. Allein auch die Verkäufer werden, abgesehen davon, dafs sie nach erfolgtem Verkauf oftmals wieder als Käufer auftreten, immerhin mancherlei sie interessierendes finden, weil auch ein Verkauf mit Gefahren verknüpft ist, wenn auch mit geringeren als der Kauf.

Was ich im folgenden mitteilen werde, ist gröfstenteils zu einer Zeit geschrieben, in welcher ich Käufer war; herausgegeben aber erst, als ich Besitzer wieder geworden war. Da ich nun, will's Gott erst nach langer Zeit, doch einmal wieder Verkäufer sein mufs, so hätte für mich nichts näher gelegen, als meine Interessen als Besitzer und dereinstiger Verkäufer im folgenden mit zu wahren. Dafs ich das nicht thue, vielmehr die ehemals von mir als Käufer geschriebenen Sätze von zuweilen hart klingendem Inhalte stehen lasse, mag als ein Zeichen gelten, wie ehrlich ich es meine. Ich befolge hier wie immer meinen Grundsatz, mit der Wahrheit niemand zu verschonen, aber dabei auch auf mich selber keine Rücksicht zu nehmen. Dies glaube ich der Kritik gegenüber hervorheben zu müssen, welche gerade mit mir kaum glimpflich verfahren dürfte. Im übrigen handelt es sich bei mir keineswegs um ein buchhändlerisches Unternehmen, sondern um den aufrichtigen Wunsch, dem Stand zu nützen.

Vorwort zur zweiten Auflage.

Ich wundere mich selber, dafs, wenn ich heut das Büchlein zum erstenmal zu schreiben hätte, die Vorrede genau so ausfallen müfste, wie vor 14 Jahren. Die Menschen sind eben seitdem dieselben geblieben und ich selber im Charakter wohl auch. Die Verhältnisse haben sich nicht bedeutend geändert, aber doch so, dafs statt einer blofsen neuen eine vermehrte und verbesserte Auflage nötig geworden ist.

E. Mylius.

Inhalt.

	Seite
Der Markt für Apothekenkäufe	1
Das Kaufgesuch	5
Wertschätzung des Kaufgegenstandes	16
Besichtigung und Erkundigung	60
Kaufbedingungen	64
Übernahme	72

Der Markt für Apothekenkäufe.

Je nach der allgemeinen Geschäftslage werden bald mehr Verkäufer, bald mehr Käufer gesucht. So war es in dem Anfange der siebziger Jahre für Verkäufer schwer, einen zahlungsfähigen Käufer zu finden, weil alles Kapital eine Neigung hatte, der Industrie zuzufliefsen. Die Anlagewerte unter den Wertpapieren, die Hypotheken und die vom allgemeinen Aufschwunge wenig gewinnenden Apotheken waren wenig gefragt. Dies änderte sich allgemach nach dem Krach von 1874 und 1875 mit dem Niedergange der Industrie und des Geschäfts überhaupt. Es wurden an der Börse die Industriepapiere mehr vernachlässigt, das Kapital verdiente wenig und wurde billiger, indem der Zinsfufs sank, Anlagewerte jeder Art wurden gesucht und stiegen immer mehr im Preise, es wurde schwer, Kapital auf Hypotheken unterzubringen, und das früher schwierig zu erhaltende Geld wurde flüssiger. Davon mufste die notwendige Folge sein, dafs die Apotheken als wahre Anlageobjekte — sie sind ja bei uns sämtlich mit Hypotheken überladen — im Preise stiegen und dafs die geforderten Anzahlungen immer gröfser wurden. Diese Lage ist jetzt noch trotz mehrmaligen Schwankens des Zinsfufses in hervorragender Weise ausgesprochen. Die Apotheke ist keine eigentliche Erwerbsquelle mehr für die Besitzer, sondern sie ist im wesentlichen ein Objekt, um Kapitalien mit einiger Sicherheit und zu verhältnismäfsig hohem Zinsfuſs anzulegen. Die Apotheke teilt damit das Schicksal der Landgüter und der Hausgrundstücke. Wie diese, gewährt ihre Verwaltung dem Besitzer wenn es glückt, einen kleinen Ertrag. Derselbe reicht jedoch zumeist nicht aus, um gleichzeitig den Lebensunterhalt zu decken und das Kapital zu amortisieren, vielmehr muſs derjenige, welcher auf einem der genannten Wertobjekte sitzt, Kapitalist sein, wenn er nicht dem Ruin zutreiben soll. Wohl kommt es auch heute noch hier und da vor, daſs Apotheker durch den Betrieb der Apotheke selbst etwas zurücklegen, das Kapital zu amortisieren vermögen; allein dieser Fall betrifft nur die vom Glück begünstigten Besitzer, welche **günstige Käufe gemacht haben**, oder Inhaber von Neukonzessionen und solche, welche in den Besitz auſsergewöhnlich heruntergekommener Geschäfte gekommen sind, die sie heben konnten, oder Apotheken, die durch Vermehrung der Einwohnerzahl wuchsen. Für viele der heute kaufenden Apotheker ist dagegen der Erfolg ein sehr zweifelhafter, oft negativer. Sie kaufen entweder mit geborgtem Kapital, welches ihre Verwandte dargeliehen haben, oder mit eigenem, nicht zu verzinsendem Gelde. Im ersteren Falle sind sie bald nicht mehr im Stande, die Zinszahlungen zu leisten, zu welchen sie sich verpflichtet haben. Würden sie nun die Hypothekengläubiger nicht befriedigen, dann würde der offene Krach unausbleiblich sein. Daher werden die armen Darleiher — meist die Verwandten des Apothekers, welche ihre Kapitalien zusammengelegt haben, um dem Bruder, Vetter, Schwiegersohn oder Sohn zur Existenz zu verhelfen — als die letzten, keine Zinsen mehr erhalten. Ihre dargeliehenen Kapitalien verlieren also ihren Wert. Zwar würde derselbe sogleich wieder steigen, wenn sie auf gerichtlichem Wege auf Zinszahlung oder Verkauf drängten. Dann kann vielleicht der unglückliche Besitzer noch einige Kapitalien auftreiben, die er hinter die letzten Hypotheken schreiben läfst, um mit diesem Kapital die Zinsen zu decken und eine Galgenfrist zu erlangen, nachher aber um so sicherer in den Konkurs zu treiben; oder er kann dies nicht, dann wäre der Fall sofort da. Diesen können aber die Verwandten unmöglich zulassen, deshalb verzichten sie lieber auf die Zinsen und verlieren damit ihr Kapital auf so lange, bis auf die eine oder die andere Art ein Verkauf stattfindet, bei dem im glücklichen Falle der frühere Preis und damit ihr Kapital wieder herauskommt. Wenn andererseits der Besitzer selber die geleistete Anzahlung besessen hatte, so ist er der Verlierende. Zuerst verliert er seine Zinsen, und wenn er erst anfängt, weitere Hypotheken aufzunehmen, dann fängt auch für ihn der Kapitalverlust an. Sieht er nun, dafs es auf der Apotheke, die er besitzt, nicht ohne Verlust weiter geht, dann verkauft er und verliert damit um so sicherer. Denn wenn er auch selbst ohne direkten Verlust am Kaufpreise wegkommt, so verliert er doch die Kosten des Verkaufs. Das sind jene Apotheker, die von einem Geschäft nach dem anderen ziehen, immer kleinere kaufen, bis zuletzt das kleinste Apothekengeschäft verkauft ist. Dann kommen kleine Drogengeschäfte und endlich die Besitzlosigkeit. Das sind jene Geschäfte, welche immer aus einer Hand in die andere gehen, immer wieder Käufer finden und sie immer wieder nicht ernähren können. Das ist überhaupt die Art, wie der Apotheker verkracht: ohne Sang und Klang, ohne Einmischung des Handelsgerichts, ohne Konkurseröffnung und ohne bedeutende Verluste für die Buchgläubiger.

Wenn der Hausbesitzer, der Gutsbesitzer, der Apotheker verkracht, dann verlieren sie ihr oder andrer Leute Anlagekapital, da das Betriebskapital weitaus geringer ist; verkracht ein anderer Geschäftsmann, dann geht es über das bei weitem gröfsere Betriebskapital und die grofse Zahl der Gläubiger. Deshalb ist der Lärm im letzteren Falle ein hundertfach gröfserer. Weil dem aber so ist, weil die finanzielle Grundlage der Apotheke eine ganz andere ist, als die jedes eigentlichen kaufmännischen Unternehmens, deshalb hat es keinen Sinn, den Apotheker den Kaufleuten schlechthin zuzuzählen. Der eine legt das Kapital in festem Besitz an, der andere hält das Kapital beweglich und im Betrieb, der eine lebt wesentlich von den Renten des Besitzes, der andere wesentlich von der Arbeit mit beweglichem Kapital. So wenig der Gutsbesitzer unter denselben Gesichtspunkten betrachtet werden kann, wie der Fabrikant, ebenso wenig naturgemäfs kann der Apotheker als Kaufmann betrachtet werden. So wenigstens ist es in Deutschland, Italien, Rufsland und Österreich, wo keine Gewerbefreiheit herrscht. In Ländern mit voller Gewerbefreiheit: Frankreich, Amerika, England dagegen ist der Apotheker thatsächlich ein Kaufmann. Welches von beiden Verhältnissen das bessere sein mag, haben wir nicht zu untersuchen. Beide finden in den für die Apotheken hier und dort zu zahlenden Preisen ihren Ausdruck und in der hier wie dort ganz verschiedenen Abhängigkeit vom Geldmarkt.

Die vorstehenden vor 14 Jahren geschriebenen Zeilen gelten auch heute noch und werden auch allem Anscheine nach Geltung behalten, solange nicht durch Gewerbefreiheit die Apotheken den übrigen kaufmännischen Geschäften gleichgestellt werden, wovor uns Gott bewahren möge.

Das Kaufgesuch.

Haben wir im vorhergehenden Kapitel gesehen, daſs heute in Folge der allgemeinen Lage des Geldmarktes und Geschäftes überhaupt der Markt den Verkäufern günstiger als den Käufern ist, so fragt es sich nun, wie haben beide Teile zu verfahren, um zum Kaufgeschäft überhaupt zu gelangen. Für Verkäufer, welche aus eigenem Antriebe verkaufen, ist es sehr leicht, Käufer in grosser Anzahl zu finden. Eine passende Annonce in einem pharmazeutischen Blatte würde dieselben anlocken wie Zucker die Fliegen. Ja man kann sagen, daſs auf diesem Wege das Angebot schneller zu bewerkstelligen wäre, als durch Agenten. Der Grund für letzteres liegt darin, daſs Verkäufe aus eigenem Antrieb trotz der Unzahl von Verkaufsangeboten jetzt sehr selten sind; wenn sie aber stattfinden, von vornherein mehr Vertrauen bei den Käufern erwecken als die Angebote der Agenten. Zu einem solchen Miſstrauen sind aber die Käufer, wie wir später sehen werden, nur zu berechtigt. Wenn ein Besitzer verkaufen will, so wird er also seinen Zweck leicht erreichen, indem er sich bereit hält, den auf seine Annonce sich meldenden Käufern auf ihre Anfragen klaren Bescheid zu geben. Da nun die Annonce des Verkäufers fast immer anonym sein wird, so erfolgt auch von Seiten des Käufers zuerst eine ganz allgemein gehaltene Anfrage. Auf diese wieder in allgemeinen Ausdrücken zu antworten, würde Zeitverlust und unnötige Arbeit verursachen. Deshalb sollte der Verkäufer alle Angaben, nach welchen der Käufer doch in einem zweiten Briefe fragen würde, in einer Anzahl hektographierter Exemplare bereit haben, um sie ohne weitere Umstände versenden zu können. Diese Angaben können bereits so gefaſst sein, daſs der Käufer einen zweiten Brief gar nicht mehr zu schreiben braucht, sondern sofort persönlich zur Besichtigung kommen kann. Welcher Art diese Angaben sein sollten, geht aus den für den Käufer empfohlenen Fragen hervor.

Der Käufer wird wohlthun, ebenfalls zunächst zu versuchen, ob er nicht ohne Agenten zu seinem Zwecke gelangen kann. Dazu bieten sich mancherlei Wege. Zunächst frage er bei allen befreundeten Kollegen an, ob ihnen nicht verkäufliche Objekte bekannt seien. In Städten, in welchen mehr als eine Apotheke vorhanden ist, wird die Verkaufsabsicht des einen oder anderen immer in kurzer Zeit bekannt, sodaſs man auf diese Weise leicht in die Lage kommt, Nachweise zu erhalten.

Ebenso sind nicht selten die Reisenden von Drogen- und Cartonnagegeschäften in der Lage, verkäufliche Objekte nachzuweisen. Immerhin aber sind die auf solche Art zu erlangenden Nachrichten meist auf solche Apotheken bezüglich, welche schon längere Zeit ausgeboten und aus irgend einem Grunde schwer verkäuflich sind. Man lasse daher Hand in Hand mit diesen Nachforschungen Annoncen in der Pharmazeutischen Zeitung gehen (die Annoncen in Wurstblättern jugendlichen Alters sind weggeworfen), welche das Gesuch mit Angabe der zu ermöglichenden Anzahlung, sowie Gröſse des gesuchten Geschäftes, örtliche Bedingungen u. dgl. enthalten. Wenn solche Annoncen nicht gleich Erfolg haben, so sind eben Besitzer, welche aus freien Stücken verkaufen wollen, auch gerade nicht vorhanden, sondern nur solche, welche durch

Agenten dazu überredet worden sind und sich nun in der Hand der letzteren befinden.

Unter heutigen allgemach für Käufer ungesund gewordenen Verhältnissen freilich wird man, wenn man kaufen will, kaum umhin können, sich der Agenten dennoch zu bedienen. Nicht als ob deren Beihilfe zum Kauf der Sache nach wirklich notwendig wäre. Ganz und garnicht. Dieselben unterhandeln nicht für den Käufer oder Verkäufer, sie machen vielmehr an beide Teile nur Mitteilungen, für welche sie sich bei stattfindendem Verkaufe bezahlen lassen. Allein sie haben jetzt einen andern Zweck, nämlich den, Apotheken überhaupt verkäuflich zu machen. In der That ist die Lage so, dafs selten ein Besitzer aus freien Stücken auf den Gedanken kommt, zu verkaufen. Wenige Apotheken werden ausgeboten, weil der Besitzer hierzu gezwungen ist. Solche zwingende Gründe sind: Tod, Bankerott, vollständige Verfeindung mit Ärzten und Publikum, sehr hohes Alter, unheilbare Krankheit. Manche verkaufen, um anderwärts ein gröfseres oder sonstwie günstigeres Geschäft wieder zu erwerben, sehr wenige, weil sie glauben, nunmehr als Rentiers leben zu können. Die meisten zum Verkauf stehenden Apotheken werden nur in dem Fall wirklich verkauft, wenn der Verkäufer einen höheren Preis erhält als er selbst gezahlt hat. Die Besitzer sind zu ihrem Entschlufs meist nur dadurch gelangt, dafs Agenten sie jahraus jahrein mit Anträgen bestürmt haben, doch durch sie verkaufen zu lassen, indem die jetzigen hohen Apothekenpreise als für den Verkauf so aufserordentlich günstig geschildert werden. Bei denjenigen nun, welche endlich wirklich auf die ihnen gemachten Vorschläge eingehen, pflegt dann obenein irgend etwas faul zu sein, weshalb sie sich nicht getrauen, den Verkauf selber zu bewirken. Daher ist bei den durch Agenten angebotenen Geschäften doppelte Vorsicht notwendig, und man thut wohl, von vornherein ein ungünstiges Vorurtheil mitzubringen, wenn nicht augenscheinlich ist, dafs der Besitzer die Fähigkeit nicht hat, das Geschäft selbst abzuwickeln, oder einer der angeführten zwingenden Gründe vorliegt.

Wie wenige Apotheken ernsthaft zum Verkauf angeboten werden, wird man sehr bald erfahren, wenn man auf die zahlreichen Verkaufsanzeigen in der Pharmazeutischen Zeitung eingeht. Mit wenig Ausnahmen wird man Antwort von einer Agentur erhalten, mit Sicherheit dann, wenn es heifst: „Agenten verbeten."

Wer nun durch Agenten sich Apotheken nachweisen lassen will, weil es andere Angebote nicht giebt, der erhält durch sie einen Verpflichtungsschein zur Unterschrift, in welchem er sich verpflichten mufs, $1/4$ oder öfter $1/2\%$ der Kaufsumme als Gebühr beim Abschlufs des Kaufvertrages zu zahlen, wenn das gekaufte Geschäft dem Käufer zuerst durch den Agenten nachgewiesen worden ist. Früher enthielt der Schein gewöhnlich den Satz, dafs für Unterhandlung beim Kauf die Gebühr zu zahlen sei. Jetzt aber unterhandeln die Agenten garnicht mehr, sondern weisen nur den Gegenstand des Verkaufs nach. Da sie es sind, welche einerseits von den Verkäufern bezahlt werden, damit sie die Angaben des Verkäufers mundrecht machen, andererseits von jedem Kauf eine sehr bedeutende Summe, meist gröfser als die Gerichtskosten, für sich in Anspruch nehmen, und indem sie endlich durch immerwährendes Drängen zum Verkauf mit Gewinn wesentlich mit zur Steigerung der Apothekenpreise mitgewirkt haben, kann man sich nicht wundern, dafs ihnen von den Käufern die bittersten Gefühle geweiht werden.

Wenn nun die Agenten jetzt nicht mehr den Verpflichtungsschein für Unterhandlung beim Kaufe ausstellen lassen, so hat das seinen besonderen Grund. Sie sind nämlich als Unterhändler nur berechtigt, für eine von beiden Parteien zu handeln und sich von einer bezahlen zu lassen. Infolge davon haben sich Käufer hin und wieder geweigert, zu zahlen, und haben auch nicht gerichtlich dazu gezwungen werden können, umso weniger, wenn der Agent garnicht beim Kauf unterhandelt hatte. Allein auch bei dem jetzt beliebten Revers sind die Agenten nicht auf Rosen gebettet; denn es findet sich gar oft, dafs dem Käufer die Verkäuflichkeit der Apotheken schon vorher bekannt war, und dann ist der Agent ebenfalls nicht mehr zu einer Forderung berechtigt. Die Agenten könnten nun einen Schein ausstellen lassen, wonach ihnen der Käufer zur Zahlung verpflichtet wäre, wenn er ein Geschäft kauft, von welchem ihnen der Verkauf übertragen worden ist. Dies wäre die einfachste und naturgemäfseste Lösung. Das geht jedoch wieder nicht, da der Käufer von ihnen auch Angebote von Apotheken erhält, deren Verkauf ihnen nicht übertragen ist.

Das geht so zu: Jeder einzelne Agent sucht für sich Geschäfte „lose" zu machen und von den Besitzern Auftrag zum Verkauf zu erhalten. Hat er den, so zeigt er die betreffende Apotheke als verkäuflich an. Da nun aber jeder nur einige wirkliche Verkaufsaufträge hat, dagegen vielleicht 20 Käufer an der Hand, so genügt sein eigener Vorrat bei weitem nicht. Deshalb plündert er seine Kollegen. Er läfst irgend jemand auf die anonyme Anzeige eines anderen Agenten eingehen und versichern, dafs er das Angeld besitzt. Dieser Jemand erhält den Verpflichtungsschein zur Unterschrift. Er unterschreibt und empfängt darauf die Mitteilungen über den verkäuflichen Gegenstand. Mit diesen Mitteilungen eilt nun der Agent zu den Käufern, welche ihm versprochen haben, wenn sie eine von ihm zuerst nachgewiesene Apotheke kaufen, $1/2\%$ Provision zu zahlen. Daher kommt es, dafs man von einem halben Dutzend Agenten vielfach dieselben Apotheken angeboten bekommt. Natürlich können dasselbe, was hier die Agenten machen, auch die Käufer thun: wenn ihrer drei sich verbinden, Scheine unterschreiben lassen oder selber unterschreiben und sich gegenseitig Mitteilung machen. Dann kommen sie ebenso gut um die Zahlung an den Agenten, wie jener seinen Kollegen bemaust hatte. Diese Verhältnisse sind auch der Grund, weshalb „strengste Diskretion" den Käufern stets zur Pflicht gemacht wird. Die thörichten Käufer glauben freilich und auch die Verkäufer, das geschehe um der letzteren willen. Nein, das geschieht nur, damit der Agent sein Geheimnis anderen Käufern gegenüber, als den an die Angel gelegten, wahrt. Das ist Schmutz, in dem wir hier rühren, geehrter Leser, allein ich kann Dir seinen Duft nicht ersparen, damit Du weifst, mit welchen Verhältnissen Du zu thun hast. Um nun aber nicht jemand zu nahe zu treten, versichere ich ausdrücklich, dafs es auch noble Agenten giebt, welche die Schleichwege nicht lieben.

Wie die Sachen nun liegen, würde man jetzt vielleicht mit dem Auftrage an einen Agenten ausreichen und es wäre auch anständig gehandelt, wenn man einem treu bliebe. Da man sich aber der Treue auf der andern Seite keineswegs mit Sicherheit versehen kann, vielmehr jedes Geschäft angelobt bekommt, auch das zweifelhafteste, so wird man immerhin recht thun, um keine Zeit zu verlieren, alle überhaupt vorhandenen Agenten zu beauftragen. Bei der Regulierung giebt es dann freilich eine heillose Verwirrung, da die Agenten, indem die einen Geschäfte verkaufen halfen, mit deren Verkauf sie nicht beauftragt waren, die anderen aber Käufer benachrichtigten, die von anderer Seite bereits die Verkäuflichkeit erfahren hatten, sich wegen der Provision gegenseitig und mit den Käufern und Verkäufern in die Haare geraten. Dafs aus allen diesen Thatsachen die Käufer und Verkäufer schon Nutzanwendungen gezogen haben, welche ich hier nicht weiter erörtern will, geht aus der grofsen, trotzdem oft noch nicht ausreichenden Vorsicht hervor, mit welcher die Agenten sich ihre Provision zu sichern suchen. Die Moral von der ganzen Ausführung aber ist, dafs bei diesen Geschäften die Moral bereits vom Teufel geholt worden ist. **Jedenfalls ist jedem Käufer anzuraten, keinen Brief in seinen Angelegenheiten unkopiert abzusenden und keine empfangene, noch so geringfügige Mitteilung zu vernichten.** Das alles kann einmal wichtiges Beweismaterial werden.

Hat man ein Geschäft angeboten erhalten, sei es auf Annoncen, durch Agenten oder auf anderem Wege, so suche man von dem **Verkäufer selbst** bestimmten Aufschlufs über alles Wissenswerte zu erhalten, ohne dafs jener zu sehr bemüht wird. Zu dem Zwecke halte man hektographierte Exemplare eines nur auszufüllenden Schemas bereit, welches an der einen Seite die Fragen, an der anderen Räume für die Antworten enthält. Auch der Verlag dieses Leitfadens hält dergleichen, früher einmal von mir in Anregung gebrachte Fragebogen vorrätig. Einem Fragebriefe sind diese schematischen Fragebogen deshalb weit vorzuziehen, weil der Verkäufer dieselben rasch ausfüllen kann, ohne erst lange zu stylisieren. Er hat nur Zahlen und wenige Worte einzutragen, ist also mit seiner Arbeit bald fertig. Das ist aber für ihn sehr wesentlich, da er mit einer Masse Anfragen bestürmt sein wird. Fragt man dagegen in einem mehr allgemein gehaltenen Briefe bei ihm an, dann wird derselbe entweder zurückgelegt, oder man wird vom Verkäufer einfach an den Agenten gewiesen, dem ja alle Angaben gemacht worden seien. Der Agent, wenigstens der weniger noble, unterdrückt nun aber alle Angaben des Verkäufers, welche den Verkauf erschweren könnten, und streicht den Verkaufsgegenstand so heraus, dafs der Besitzer ihn oft selber kaum wiedererkennt, nur deshalb, weil ihm daran liegt, möglichst bald das Verkaufsgeschäft zustande zu bringen und seine Provision einzustecken.

Vor den vielen, kleinlichen Anfragen, welche sich auf nichtige Umstände beziehen oder doch weniger wichtige Verhältnisse betreffen, hüte man sich, um den Verkäufer nicht ungeduldig zu machen. Es ist für einen Mann, der den ganzen Tag beschäftigt ist, oft zum Tollwerden, wenn er die kindischsten Fragen beantworten mufs, welche der unerfahrene, im Bräutigamsverhältnis stehende Käufer oftmals thut.

Hat man nun ein halbwegs passendes Anerbieten erhalten, dann säume man keinen Augenblick, mit einer Pafskarte in der Tasche an Ort und Stelle zu reisen, um die Apotheke in Augenschein zu nehmen. Mit dem Augenblicke, wo man die Fragebeantwortung von dem Verkäufer erhalten hat, treten auch telegraphische Depeschen in ihr Recht, während vorher, auf blofse Annonce oder die Angabe eines Agenten hin, Depeschieren und Reisen unnötige Geldverschwendung sind.

So leicht nun die vorläufige Orientierung nach den schriftlichen Angaben des Verkäufers gewesen sein mag, so grofse Schwierigkeiten bieten sich dem weiteren Vorgehen dar, wenn man an Ort und Stelle angekommen ist. Man hat sich unter den heutigen Verhältnissen gegenwärtig zu halten, dafs jeder Käufer die allergröfste Gefahr läuft, beim Kauf einen grofsen Teil seines eigenen oder geborgten Geldes zu verlieren. Da man den Verkäufer meist nicht kennt, so handelt man weit vorsichtiger, wenn man ihm von vornherein nicht traut, als wenn man ihm entgegenkommendes Vertrauen schenkt. Ja selbst wenn er ein ehrlicher Mann ist, so wird er auf besondere Mängel des

Kaufobjektes den Käufer gewifs nicht aufmerksam machen, sondern sie ihn selber finden lassen. Das Günstigste, was man vom Verkäufer erwarten kann, ist, dafs er den Thatbestand nicht absichtlich verdunkelt. Da es aber deren giebt, und gerade in heutiger Zeit sind sie garnicht selten, welche alle Mittel aufwenden, welche sie glauben ungestraft benutzen zu können, um den Käufer hinters Licht zu führen, so nehme man alle Angaben mit Zurückhaltung hin und prüfe sie wennmöglich mit einem Apotheker, der eine Apotheke besitzt oder schon besessen hat. Für den Fall, dafs dazu keine Möglichkeit ist, werden auch die weiteren Ausführungen des Verfassers hierfür Anhaltspunkte geben.

Wenn vorher so dringend empfohlen worden ist, dem Verkäufer einen Fragebogen zum Ausfüllen zu senden, so hat dies nicht allein den dort angeführten Grund, dafs man dem Verkäufer so die Auskunft erleichtern will, sondern auch noch einen anderen, im Falle der Verwirklichung des Kaufes stark ins Gewicht fallenden. Bei der schon erwähnten Neigung mancher Verkäufer, dies und jenes zu verschleiern, kann es leicht kommen, dafs man sich nach dem Kauf in der einen oder anderen Beziehung getäuscht sieht. Dann aber ist es sehr wertvoll, eigenhändige Angaben des Verkäufers zu haben, auf welche man einen Entschädigungsanspruch, allenfalls auch, wenn der Verkäufer sich nicht gutwillig zeigt, eine Entschädigungsklage stützen kann. Aus dem gleichen Grunde ist es zu empfehlen, vorausgesetzt, dafs der Verkäufer sich dies gefallen läfst, wenn man zu den Kaufverhandlungen irgend jemand als Berater mitbringt, der dann im Falle nachweisbarer Unrichtigkeiten in den mündlichen Angaben als Zeuge dienen kann. Jedenfalls aber empfiehlt es sich, jede von dem Verkäufer bei den mündlichen Verhandlungen gemachte Angabe in ein bereit gehaltenes Notizbuch zu notieren, damit man sie ihm später vorhalten kann und weil man möglicherweise in die Lage kommen kann, diese Angaben eidlich als gemacht zu erhärten. Allein auch ohne dafs sich später derartige Notwendigkeiten ergeben, ist es von grofsem Werte, alles Vernommene sofort aufzuschreiben. Bei der verwirrenden Menge des Neuen, was einem bei der Orientierung für eine derartige Kaufverhandlung entgegentritt, ist es unmöglich, alles, besonders das Zahlenmaterial, so im Gedächtnis zu behalten, dafs man sich nachher ein klares Bild des Geschäftes machen kann. Es ist ja eine Entdeckungsreise, die man macht, deren Ergebnisse meist sehr zahlreich sind. Diese Ergebnisse gewinnen ihren Wert aber erst, wenn man sie nebeneinander- und einander gegenüberstellt, was erst nach Verlauf einer gewissen Zeit geschehen kann, nachdem sich der erste Eindruck des Neuen etwas verwischt hat. Der Verkäufer kann daher in der fleifsigen Benutzung des Notizbuches durch den Käufer unmöglich einen Mifstrauensbeweis sehen, sondern wird es für etwas ganz natürliches gelten lassen.

Bevor nun darauf eingegangen wird, die allgemeinen und besonderen Gesichtspunkte zu besprechen, von denen der Kaufgegenstand zu betrachten ist, scheint es notwendig, einige Worte über die von den Verkäufern fast stets geforderte „Diskretion" zu sagen. Anfänger sind in ihrer Unschuld sehr geneigt, dieselbe soweit zu treiben, dafs sie am Orte des Kaufes mit keinem Menschen über ihre Absichten sprechen, um das Versprechen der Geheimhaltung nicht zu brechen. Diese Gewissenhaftigkeit ist sehr löblich, aber vom Standpunkte der Nützlichkeit ganz ungerechtfertigt und in Anbetracht der Thatsachen völlig überflüssig. Wenn nämlich selbst alle Käufer auf diese Weise verführen, was aber nicht der Fall ist, so würde der Verkäufer seine Absicht doch nicht geheimhalten können. Das Geschäftspersonal allermindestens merkt, sowie der erste Käufer dagewesen ist, sofort, was die Glocke geschlagen hat. Der besichtigende Apotheker mag nun als guter Freund und Kollege, lieber Vetter, alter Studiengenosse oder sonst unter irgend einer anderen unschuldigen Bezeichnung eingeführt werden, so blickt der wahre Charakter doch allerwärts heraus und wird in den ersten 5 Minuten erkannt. Hat aber gar der liebe Verwandte in dem Gasthof, in welchem er übernachtet hat, von seinen Absichten gesprochen, dann ist die Verkäuflichkeit der Apotheke auch in den nächsten 24 Stunden stadtbekannt und nicht mehr zu verheimlichen. Daher ist dem weniger erfahrenen Kaufliebhaber nur anzuraten, die „Diskretion" so aufzufassen, dafs überflüssiges Ausposaunen zwar vermieden, notwendige Erkundigung aber nicht unterlassen wird. Er bereitet dann weder dem Verkäufer Verlegenheiten, noch begiebt er sich der Mittel, zu notwendigen Nachrichten zu gelangen, die er nur durch Erkundigungen in der Stadt erhalten kann. Jedenfalls sind mir eine Anzahl Fälle bekannt, in denen der Käufer seine „Diskretion" teuer hat büfsen müssen. Überdies ist ja, wie schon gesagt, die „Diskretion" wegen der Agentur vorgeschrieben.

Wertschätzung des Kaufgegenstandes.

Die Gesichtspunkte, unter denen ein Kaufgegenstand betrachtet zu werden pflegt, sind teils wesentliche, teils unwesentliche. Zu ersteren kann man alle rechnen, welche die wirtschaftliche Seite des Geschäftes betreffen, zu letzteren diejenigen, welche die Behaglichkeit des Käufers angehen. Diese unwesentlichen Gesichtspunkte werden nun freilich von vielen Käufern, namentlich solchen, welche viel eigenes Vermögen besitzen, als die wesentlichen betrachtet und als Grundlage des abzuschliefsenden Handels angesehen, wobei dann den wesentlichen nur nebenher Rechnung getragen wird. Das ist aber eine jeden persönlich angehende Geschmackssache, bei welcher sich ein Rat nicht erteilen läfst. Jeder mufs selber wissen, wie grofse Opfer an Geld er einem Garten hinter dem Hause, einer grofsen Privatwohnung, einer freundlichen Hausfront, hellen Wohnräumen, einer schönen Materialkammer, einem verschwenderisch ausgestatteten Laboratorium, einem grofsen Hofe, einer schönen Gegend u. s. w. bringen will. Diese Dinge kommen hier, wo es sich nur um die wesentlichen, die wirtschaftliche Existenz berührenden Umstände handelt, nicht in Frage und können daher füglich übergangen werden. Bei alledem mufs zugegeben werden, dafs ein Teil der hohen Apothekenpreise darauf zurückzuführen ist, dafs den hier kurz abgethanen äussern Verhältnissen eine zu grofse Wichtigkeit oftmals zugestanden wird.

Die wesentliche Frage, deren Beantwortung freilich aus allen anderen hervorgeht, ist die, welcher Preis soll bewilligt, welche Anzahlung aufgewendet werden. Die Zeiten, in denen man mit der Antwort rasch fertig war: „Man zahlt das 6-7-8 fache des Umsatzes und giebt höchstens das Doppelte des Umsatzes als Anzahlung", sind vorüber. Man mufs jetzt von anderen Grundsätzen ausgehen, um eine allgemeine Regel aufzustellen. Was zunächst die Anzahlung betrifft, so könnte man allenfalls auch jetzt die Regel festhalten, dafs man nicht mehr als das Doppelte des Umsatzes zahlen soll. Allein was ist jetzt Umsatz? Zuweilen sind mit dem Detail-Medizinal-Geschäft, d. h. also mit dem eigentlichen Apothekengeschäft noch irgend welche Nebengeschäfte verbunden, die der Verkäufer das Bestreben hat, in den Medizinalumsatz entweder einzurechnen, oder für die er doch denselben Preis fordert wie für ersteren. Dies aber ist unrichtig und ebenso falsch also auch, von dem Umsatz der Nebengeschäfte die Höhe der Anzahlung grundsätzlich abhängig zu machen. Gar aber zu sagen, die Anzahlung ist nicht zu hoch, wenn sie von der Kaufsumme einen gewissen Bruchteil bildet, geht garnicht an, weil in die Kaufsumme ja auch der Preis für das Haus mit eingeschlossen ist, welcher unter Umständen den Wert der Apotheke mit Wohnung um ein Mehrfaches überschreiten kann. Ein so grofses Haus aber ist eine heillose Last, welche nichts einbringt, sondern nur kostspielig und gefährlich ist. Die einzige Art, Preis und Anzahlung mit dem Geschäft in Verhältnis zu bringen, ist vielmehr die, dafs man den Reingewinn zugrunde legt. Die Anzahlung ist als das für den Käufer arbeitende Kapital zu betrachten; die Restkaufgelder als hypothekarisch angelegter Besitz bilden mit den übrigen Hypotheken eine Belastung des erworbenen Grundbesitzes. Nun muſs der Käufer so rechnen, daſs er, bei nicht für den Betrieb selbst (in Rezeptur und Defektur) in Anspruch genommener Arbeitskraft, auſser den von ihm selbst für sein Kapital zu zahlenden Zinsen (auch wenn er selbst das Kapital besitzt, müssen sie gerechnet werden) 8 bis 10 % von der Anzahlung durch das Medizinalgeschäft verdient. Bei kleineren Geschäften, in denen der Besitzer mit Hand anlegen muſs, muſs dann zum Reingewinn über diese 10 % noch das für die eigene Thätigkeit zu zahlende Gehalt kommen. Dagegen brauchen gröſsere Geschäfte, wenn sie sicher sind, auch bei weniger Reingewinn noch nicht überteuer zu sein. Folgende Beispiele mögen dies beleuchten: Bei einem Geschäft, welches wirklich nach Abzug aller Kosten und Zinsen 5000 Mark Reingewinn aus dem Detail-Medizinalgeschäft ergiebt, mag der Umsatz so groſs sein als er wolle, sollte man nicht mehr als höchstens 50 000 Mk. anzahlen. Mit 10 000 Mk. Anzahlung sollte man keine Apotheke kaufen, welche nicht mindestens 1000 Mk. Reingewinn liefert und noch für die Arbeit des Besitzers als sein eigener Gehilfe 1000 Mk. Meist freilich wird für die kleineren Geschäfte eine weit höhere Anzahlung gefordert und bewilligt. Der Preis endlich sollte sich danach richten, ob die Anzahlung sich in der oben angegebenen Weise verzinst. Würde die Anzahlung erhöht, sodaſs der Reingewinn ihr nicht mehr entspricht, so müſste der Preis etwas erniedrigt, wird der Preis erhöht, sodaſs sich der Reingewinn vermindert, so müſste die Anzahlung entsprechend herabgesetzt werden. So wäre die einzig vernünftige Ansicht, von welcher man ausgehen müſste. In der Praxis wird dieselbe freilich auf die mannigfachste Weise beeinfluſst, aber immerhin kann man sie als etwa den Anforderungen der Billigkeit entsprechend annehmen. Dabei ist schon an die hohen Apothekenpreise der Jetztzeit gedacht, welche dem Anfänger oft nicht mehr gestatten, Kapital zu amortisieren durch seine Arbeit, welche ihm daher keine Abzahlungen erlauben, wenn er sich nicht im Besitze eigenen Vermögens befindet. Das sind Preise, bei denen die Gefahr schon so grofs ist, dafs die geringste unvorhergesehene Veränderung: Die Verlegung einer Nachbarapotheke, der Bau einer Eisenbahn, welche den Ort nicht berührt, der Abgang einer Kassenlieferung, das Untreuwerden eines beschäftigten Arztes, Verlust an Kapital einschliefst, für welches die Zinsen für den Besitzer nach der einen Seite ausbleiben, während sie andererseits von ihm ruhig weiter gezahlt werden müssen. Diese Rechnung gilt auch nur für das reine Medizinalgeschäft, also für den pharmazeutischen Detailverkauf. Nebengeschäfte, zu welchen jedes Engrosgeschäft, Fabrikationen (auch die von Mineralwasser und andere leicht mit dem Apothekendetailgeschäft zu verbindende Erwerbszweige) ebenso gut gehören, wie ferner liegende, als Weinhandel, Hôtelwirtschaft und dergleichen, müfsten besonders behandelt und je nach der Sicherheit des Reingewinns besonders bezahlt und dafür besondere Anzahlung berechnet werden. Alle diese Geschäfte sind dem Apothekengeschäft kaufmännisch nicht gleichwertig, sie sind unsicherer, mehr von Zufälligkeiten und der Thätigkeit der Besitzer abhängig, dürften daher auch nur nach den vorhandenen Vorräten und Betriebsanlagen bezahlt werden, mit einem geringen Aufschlag für Raummiete und die Thätigkeit der Einrichtung seitens des Besitzers. Meist sind diese Nebengeschäfte klein und ziemlich wertlos. Der Verkäufer läfst sich den darin gemachten Umsatz oder Reingewinn gern mit dem Apothekengeschäft bezahlen, indem er einen Allgemeinpreis fordert. Das thut er in seinem Vorteil auch dann, wenn er ein Liebhaber der doppelten Buchführung ist, bei welcher er sein Apothekengeschäft von den übrigen Geschäftszweigen getrennt gehalten hat. Die Notwendigkeit dieser Trennung auch beim Verkauf wird er schwer einsehen. Der Verkäufer kann das nun nehmen, wie er will, dessen ungeachtet muſs sich der Käufer klar machen, daſs der Wert dieser Nebengeschäfte ein weit geringerer ist als derjenige der Apotheke und demgemäſs Bewilligung von Preis und Anzahlung bemessen. Er wird genug thun, wenn er das zum Nebengeschäft notwendige Anlagekapital bar bezahlt und zwar umsomehr, als er in dem Nebengeschäft, wenn es nicht sehr ausgedehnt und gewinnbringend ist, eine Last übernimmt, welche ihn oft zum Nachteil der Apotheke übermäſsig in Anspruch nimmt. Wenn man an solche Nebengeschäfte, namentlich die kleinen Mineralwasseranstalten, die Sonde kaufmännischer Buchführung legen würde, dann möchten manchmal sonderbare Ergebnisse herauskommen.

Die hier angenommene Verzinsung mit 8—10% (ausser den an und für sich auch ohne Arbeit sich für das Kapital ergebenden Zinsen) ist auch nur dann ausreichend, wenn die Apotheke voraussichtlich den Reingewinn sicher lieferte. Oftmals sieht man freilich den Angeboten schon an, daſs der Reingewinn bei den Geschäften sicher nicht herauskommt. Doch auch wenn der Reingewinn sich wirklich so hoch berechnet, so würde er doch nicht ausreichend sein, wenn die Sicherheit des Umsatzes auf schwebender Grundlage ruht, Konkurrenzkonzessionen zu fürchten sind, der bisherige Besitzer besondere Kunstgriffe angewendet hat, seinen Umsatz zu erzielen, die Geschäftseinrichtung, das Haus reparaturbedürftig sind, u. dgl.

Die Gewinnberechnung, welche für Feststellung des Preises erforderlich ist, ist scheinbar ein sehr einfaches

Wertschätzung des Kaufgegenstandes.

Ding, wenn man in der zu kaufenden Apotheke eine regelrechte Buchführung vorfindet. Aber abgesehen davon, dafs dieselbe keineswegs immer vorhanden ist, auch, wenn vorhanden, nicht immer zuverlässig ist, so kommt es auch noch darauf an, aus was die Einnahmen einerseits und die Ausgaben andererseits sich zusammensetzen. Wenn man von den Agenten und den Verkäufern Rentabilitätsberechnungen bekommt, so unterscheiden dieselben sich häufig auf das bedeutendste. So ist dem Verfasser ein Fall bekannt, in dem das eine Angebot einen Reingewinn von 5000 Mk., das andere zu derselben Zeit, von derselben Apotheke, einen solchen von 7200 Mk. aufwies. Man sollte einerseits die Möglichkeit eines solchen Unterschiedes, andererseits die Unverfrorenheit, durch Rechnung 2200 Mk. zu finden, welche nirgends vorhanden sind, garnicht für möglich halten. Leider mufs man bekennen, dafs von Seiten der Verkäufer wie der Agenten nicht sehr selten mehr Reingewinn herausgerechnet wird, als vorhanden ist. Man kann darauf um so sicherer rechnen, je länger ein Geschäft bereits zum Verkauf ausgeboten ist. Bei einem solchen steigt der Gewinn mit einem jeden halben Jahre. Wie das möglich gemacht wird, zeigt etwa folgendes aus dem Leben gegriffene Beispiel: Die Gesamteinnahme wird anfänglich zu 26 500 Mk. angegeben, die Ausgaben: Zinsen 8050 Mk., Waren u. s. w. 9100 Mk., Löhne und Gehälter für 1 Gehilfen und zwei Arbeitsleute 1000 + 1200 Mk. = 2200 Mk., Kost für 1 Gehilfen und 1 Lehrling 1000 Mk., Heizung und Beleuchtung 450 Mk., Steuern 400 Mk., Feuerversicherung 50 Mk., kleine Ausgaben, Frachten u. s. w. 251 Mk., macht 4999 Mk. Reingewinn. Eine spätere Aufstellung kennt nun nicht mehr die Ausgaben für freie Kost, weifs nur noch von einem Arbeitsmann, entsinnt sich nur der Grundsteuer, verzichtet auf die Feuerversicherung, rundet der Einfachheit halber die Einnahmen nach oben und die Ausgaben nach unten ab und entsinnt sich, dafs der Lehrling, der schon $1^1/_2$ Jahr lernt, noch für $1/_2$ Jahr 100 Mk. Lehrgeld zu zahlen hat. Man erhält also dasselbe Objekt mit folgender Rentabilitätsberechnung angeboten: Einnahme rund 27 000 Mk., Lehrgeld 100 Mk., Zinsen 8050 Mk., Waren und Geräte 9000 Mk., Gehalt und Lohn für 1 Gehilfen und 1 Arbeiter 1000 + 750 Mk., Heizung und Beleuchtung 450 Mk., Grundsteuer 100 Mk., kleine Ausgaben (diese werden zur Hebung der Glaubwürdigkeit auf Heller und Pfennig angegeben) 251,53 Mk. — macht Reingewinn 7498,47 Mk. Inzwischen haben freilich Übergänge stattgefunden, wonach die dehnbare freie Station allgemach immer billiger geworden war und die einzelnen Posten eine allmähliche Verringerung erfuhren. Diese kleinen Kniffe werden durch die mehrfach empfohlenen Fragebogen sehr erschwert, da der Verkäufer gezwungen ist, auf diese Rede und Antwort zu stehen. Bei alledem thut man sehr wohl, die Angaben an Ort und Stelle nach den etwa vorhandenen Büchern zu prüfen, überhaupt letzteren eine peinliche Aufmerksamkeit zu schenken.

Werden einem nun bei Besichtigung einer verkäuflichen Apotheke Geschäftsbücher vorgelegt, so frage man zunächst, ob dies alle Geschäftsbücher seien, in welche Einnahmen und Ausgaben eingetragen würden. Auf diese Frage kommt nicht selten noch irgend ein Büchelchen zum Vorschein, in welches auch noch Eintragungen gemacht sind. Ist wenigstens ein regelmäfsig geführtes Kassabuch da, dann wird die Sache schon vergleichsweise einfach. Man wird die Addition der Einnahmen einstweilen als richtig ausgeführt, die einzelnen Posten als richtig gebucht annehmen, dafür aber den Ausgaben eine um so gröfsere Aufmerksamkeit, nicht nur hinsichtlich der Höhe, sondern auch der Art schenken. Man mache sich die Rubriken Waren und

Geräte, Gehälter, Heizung und Beleuchtung, Steuern, kleine Ausgaben und trage darin von mindestens einem Jahre die einzelnen Posten ein, um dann zu addieren. In einigen Stunden wird man damit fertig sein, 2—3 Jahre ausgezogen zu haben. Will man sich nur auf 1 Jahr beschränken, so wähle man wenigstens nicht das letzte, den Verkaufsabsichten unmittelbar vorhergehende, da in diesem bereits die Ausgaben merkwürdig abzunehmen pflegen.

Wenn ich vorhin sagte, die Rentabilität sei oft schwer zu berechnen, trotz vorhandener Bücher, so bezieht sich dies namentlich auf die Schwierigkeiten, welche aus der Gemeinsamkeit mancher Ausgaben für Wirtschaft und Geschäft erwachsen. Der Verbrauch von Kohlen, Gas, auch wohl von Zucker u. dgl. findet ohne Kontrolle aus einem Topf statt und es ist dann schwer zu schätzen, wieviel von dem Verbrauch auf das Geschäft und wieviel auf den persönlichen Bedarf kommt. Sodann ist nicht selten ein Teil des Dienstpersonals gleichzeitig für Haus und Geschäft thätig und endlich kann namentlich bei grofsen Geschäften die verschiedene Schätzung der freien Station einen ganz verschiedenen Ausfall der Rentabilitätsberechnung bedingen. Man wird daher auch die landesübliche Lebensweise mit in Betracht ziehen müssen, an welcher das Geschäftspersonal teilnimmt. Wie grofs der Unterschied in der Rentabilität hier werden kann, geht aus der Thatsache hervor, dafs man in Sachsen in Mittelstädten eine Person im Haushalt für 500 Mk. wohl erhalten kann, während man im südlichen Baden wegen des obligaten Weines vielleicht 700 Mk. und ebenso in Hamburg und anderen Grofsstädten mit reicher Bevölkerung gebraucht. Bei 4 Essern macht das schon einen Unterschied von 800 Mk. im Reingewinne. Alle diese Dinge sollten in einer geordneten Buchführung berücksichtigt sein, die Erfahrung wird den Käufer aber lehren, dafs dies wunderselten der Fall ist.

Ergeben sich bei den Ausgaben Schwierigkeiten, bleiben dieselben bei Feststellung der Einnahmen auch nicht aus. Da meist doppelte Buchführung nicht vorhanden ist, auch Rentabilitätsberechnungen nach einfacher Buchführung vom Verkäufer nicht vorgelegt werden können, oft nicht einmal ein Kassabuch geführt worden ist, so sieht man sich bei Feststellung der Einnahmen zumeist auf den Tagesrapport angewiesen, d. h. auf die Aufzeichnungen über den täglichen Handverkauf und Rezeptur. Dieses Buch, in den meisten Apotheken unter dem unrichtigen Titel Kassabuch geführt, hat nun zwar im Vergleich zu der Arbeit, welche es macht, nur geringen Wert, ist aber doch oft das einzige, worauf man einige Rechnung machen kann. Wenn dasselbe in Ordnung gehalten ist, dann findet man daraus wenigstens den wirklich gemachten Umsatz. Nun werden beim Angebot entweder die Rezeptur und der Handverkauf gesondert angegeben sein, oder beide zusammen, aber ohne Angabe, ob dann die Verluste im Konto und etwaige Rabattabzüge schon in Rechnung gezogen sind oder nicht, oder man hat, seinem Fragebogen entsprechend, genaue Angaben erhalten. Um diese nun zu prüfen, wäre es unverständig, wie manche thun, die einzelnen Kolonnen zu addieren, um hier und da einen kleinen Rechenfehler zu finden. Das hat ja keinen Sinn, da, wenn absichtlich Fehler vorhanden sein sollten, diese gewiſs nicht so offen liegen, daſs sie bei der Addition sich ergeben. Vielmehr überzeuge man sich hauptsächlich, ob die Gesamteinnahme, wie sie bar in die Kasse gelegt ist, im Durchschnitt der letzten Jahre mit den gemachten Angaben stimmt. Die Summe dieser bar eingelaufenen Einnahmen bildet die einzige positive Zahl, welche der Berechnung der Rentabilität zugrunde gelegt werden kann. Sie ist der Umsatz, der in dem Geschäft gemacht ist, nicht die gröſsere Summe, die ohne Berück-

Verlagsbuchhandlung von Julius Springer in Berlin N., Monbijouplatz 3.

Neues Pharmaceutisches Manual.

Herausgegeben von **Eugen Dieterich.**

Achte, vermehrte und verbesserte Auflage.

852 Seiten Lex. 8⁰ mit in den Text gedruckten Holzschnitten.

In Moleskin gebunden M. 16,—.
Mit Schreibpapier durchschossen und in Moleskin gebunden M. 18,—.
Auch in 14 Lieferungen zum Preise von je M. 1,— zu beziehen.

Ein Buch für die pharmaceutische Praxis, das innerhalb weniger Jahre acht Auflagen erlebt, bringt damit besser als viele Worte den Beweis dafür, dass es einem wirklichen Bedürfnisse entspricht. Es kann heute wohl zweifellos als das vollständigste, beste und verbreitetste Werk bezeichnet werden. Sein äusserst reichhaltiger Inhalt bietet neben rein pharmaceutischen Vorschriften eine grosse Zahl rein technischer, parfümistischer und kosmetischer Fabrikationsangaben und Rezepte, so dass Apotheker wie Drogisten und Laboratorien chemischer Fabriken dasselbe gern in ihre Dienste nehmen werden. Wir verweisen auf nachstehende Urteile der Presse, die wir noch um viele vermehren könnten, und empfehlen dieses vortreffliche Handbuch aufs Neue dem weiten Kreise seiner Interessenten.

Pharmaceutische Zeitung. No. 70. 1901.
... Der Umstand, dass das sehr sorgfältig bearbeitete Sachregister ca. 9000 verschiedene Artikel aufführt, dürfte von dem gewaltigen Umfange des Manuals einen anschaulichen Beweis liefern. Für jede Art der Laboratoriumsthätigkeit in pharmaceutischen, technischen oder chemischen Betrieben, wird das Werk auch künftig ein unerlässliches Hilfsmittel bilden, ein Nachschlagewerk, wie es in dieser Reichhaltigkeit, Gründlichkeit und Zuverlässigkeit nicht zum zweiten Male in der pharmaceutischen Literatur existiert.

Apotheker Zeitung. No. 45. 1901.
Zu denjenigen Büchern, welche wohl in den meisten Apotheken vorhanden sein dürften, und als Hilfsmittel in Rezeptur und Defektur kaum mehr entbehrt werden können, gehört unstreitig das Dieterich'sche Manual. Es dürfte daher wohl kaum einen deutschen Apotheker geben, dem dessen Vorzüge nicht aus eigener Erfahrung bekannt wären, und der aus dem aus der Praxis heraus entstandenen Werke sich in den verschiedensten praktischen Fragen nicht Rat geholt hätte.

Drogisten-Zeitung. 19. Juli 1901.
Dies bekannte und von dem besten Rufe begleitete Werk ist bereits in achter Auflage erschienen. Wenn man bedenkt, dass man bei Ausbeutung von nur einer Vorschrift vielfach schon im Handumdrehen die Kosten für dieses so durchaus sachgemäss angelegte Werk wieder verdient haben kann, so müsste man meinen, dass Dieterichs pharmaceutisches Manual in allen hierfür geeigneten Geschäften oder Laboratorien unbedingt zu finden sein müsse.

Handbuch der Drogisten-Praxis.

Ein Lehr- und Nachschlagebuch
für Drogisten, Farbwaarenhändler etc.
Im Entwurf vom Drogisten-Verband preisgekrönte Arbeit.

Von **G. A. Buchheister.**

Mit einem
Abriss der allgemeinen Chemie von Dr. Robert Bahrmann.

Sechste Auflage.

Mit 225 in den Text gedruckten Abbildungen.

Preis M. 10,—; in Leinwand gebunden M. 11,20.

Pharmaceutische Zeitung. No. 103. 1900.
Im Uebrigen ist die Bedeutung dieses Handbuches, welches das gesamte Wissensgebiet des Drogisten in technischer wie in wissenschaftlicher Beziehung, mit Rücksicht auf den Geschäftsbetrieb, auf die Gesetzeskunde und auf die allgemeinen Handels- und Kontorwissenschaften in überaus praktischer Weise zusammenfasst, bei allen in Frage kommenden Kreisen stets so gewürdigt worden, dass auch die neue Auflage von vornherein ihres Erfolges sicher sein darf. ...

Vorschriftenbuch für Drogisten.

Die Herstellung
der gebräuchlichsten Handverkaufsartikel.
(Handbuch der Drogisten-Praxis II. Theil.)

Von **G. A. Buchheister.**

Vierte vermehrte Auflage.

Preis M. 8,—; in Leinwand gebunden M. 9,20.

Pharmaceutische Rundschau. 5. II. 98.
... Bei der Besprechung der Neuauflagen eines Werkes pflegt man meist anzuführen, dass die Neuauflage den besten Beweis für den Wert des Buches bildet. Das stimmt nun wohl nicht immer, bei dem vorliegenden Werke aber kann man als zweifellos sicher annehmen, nachdem dasselbe anerkannt eines der besten auf dem Gebiete ist. ... Obzwar der Verfasser das Werk eigentlich ausschliesslich für die Drogisten bestimmt hat, so kann doch auch der Apotheker dasselbe sehr gut verwenden, und findet gewiss unter den Vorschriften viele für seine Zwecke geeignete. Wir können daher das Werk unsern Lesern nur empfehlen.

Erster Unterricht des jungen Drogisten.

Von **Franz Hoffschildt.**

Mit in den Text gedruckten Abbildungen. Preis M. 4,—; in Leinwand gebunden M. 5,—

Drogisten-Zeitung. Wien 15. 12. 1901.
Es fehlt zwar in der deutschen Fachlitteratur für Drogisten nicht an guten Lehrbüchern, diese sind jedoch bis auf den Buchheister'schen Leitfaden, II. Theil, zu umfangreich, um in der Hand junger Anfänger den erwünschten Zweck zu erfüllen. Diesem Mangel abzuhelfen ist die Absicht des erfahrenen Verfassers dieses Buches gewesen, welches in gedrängter Kürze in 61 Lektionen vertheilt, das für den Anfänger nöthige theoretische Wissen, leichtfasslich behandelt, enthält. ...

Verlagsbuchhandlung von Julius Springer in Berlin N., Monbijouplatz 3.

Schule der Pharmacie
in 5 Bänden.
Herausgegeben von
Dr. J. Holfert, Dr. H. Thoms, Dr. E. Mylius, Dr. K. F. Jordan.
Mit 1027 Abbildungen.

BAND I:	BAND II:	BAND III:
Praktischer Theil.	**Chemischer Theil**	**Physikalischer Theil**
bearbeitet von	bearbeitet von	bearbeitet von
Dr. E. Mylius.	**Dr. H. Thoms.**	**Dr. K. F. Jordan.**
Preis geb. M. 4,—.	Preis geb. M. 7,—.	Preis geb. M. 4,—.

BAND IV:	BAND V:
Botanischer Theil	**Waarenkunde**
bearbeitet von	bearbeitet von
Dr. J. Holfert.	**Dr. H. Thoms u. Dr. J. Holfert.**
Preis geb. M. 5,—.	Preis geb. M. 6,—.

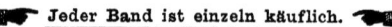 **Jeder Band ist einzeln käuflich.**

Die Schule der Pharmacie zeichnen alle jene Eigenschaften aus, die ein gutes Lehrbuch, das das gesamte, im Apothekergehilfen-Examen verlangte Wissensquantum enthalten und zugleich die Bestimmung haben soll, von den jungen Fachgenossen mit Lust und Liebe durchstudiert zu werden, in sich vereinigen muss: klare gefällige Schreibweise, belehrende Abbildungen in grosser Zahl und als Prinzip das Aufsteigen vom leichter Fasslichen zum Schwereren in jeder einzelnen der drei Hilfswissenschaften: Chemie, Physik und Botanik. Das Werk nimmt als Lehrmittel im pharmaceutischen Berufe unstreitig den ersten Rang ein.

Urteile der Fachpresse:

Pharmaceutische Zeitung No. 49. 1894.
Wir wollen den Autoren Dank sagen und Glück wünschen zu der Arbeit, mit der sie uns beschenkt haben; ich zweifle nicht, dass die „Schule der Pharmacie" das Lehrbuch der Zukunft sein wird, und sie verdient diese Stellung in jeder Hinsicht und deshalb sei sie Lehrern und Lernenden wärmstens empfohlen. Vogtherr.

Zeitschrift d. allg. österr. Apotheker-Vereins No. 22. 1894.
Der Inhalt des Werkes ist in sehr zweckmässiger, praktischer Art angeordnet. Die Bearbeitung des Inhaltes ist nach jeder Richtung hin vortrefflich und lobenswert, ebenso verdient auch die äussere Ausstattung die vollste Anerkennung. Wir zweifeln nicht, dass die „Schule der Pharmacie" sich nicht allein in den Apotheken des Deutschen Reiches, sondern auch ausserhalb desselben einführen und alle Prinzipalen, die sich eine sorgfältige Ausbildung ihrer Lehrlinge angelegen sein lassen, volle Anerkennung finden werde, die es thatsächlich verdient. Hs.

Apotheker-Zeitung No. 52. 1894.
Wenn ich den Verfassern zu ihrem wohlgelungenen Werke meine herzlichste Anerkennung ausspreche und es den Kollegen bestens empfehle, so kann ich das mit gutem Gewissen thun, denn ich habe Band 1—4 mit meinen Lehrlingen durchgearbeitet und mich selbst überzeugt, mit welchem Eifer sie sich den ihnen mit soviel Verständnis und in so klarer Fassung vorgetragenen Inhalt derselben aneigneten. C. Bedall jun.

Das Mikroskop und seine Anwendung.
Ein Leitfaden bei mikroskopischen Untersuchungen
für Apotheker, Aerzte, Medicinalbeamte, Techniker, Gewerbetreibende etc.
Von Dr. Hermann Hager.
Nach dessen Tode vollständig umgearbeitet und neu herausgegeben von Dr. Karl Mez, Professor a. d. Universität Breslau
Achte, stark vermehrte Auflage.
Mit 326 in den Text gedruckten Figuren.
In Leinwand gebunden Preis M. 7,—.

Seitdem eine grosse Anzahl von Drogen nicht mehr in unzerkleinertem Zustand bezogen wird, ist der Apotheker mehr als früher darauf angewiesen, ihre Identität und Reinheit zu kontrolieren. Hierfür ist ihm das Mikroskop das geeignetste Hilfsmittel. Ebenso ist bei der Prüfordnung der Nahrungs- und Genussmittel in erster Linie die mikroskopische Untersuchung erforderlich. Als das in den Kreisen der im praktischen Leben stehenden Untersucher weitverbreitetste derartige Buch darf wohl dasjenige Hermann Hagers bezeichnet werden, das nach dem Tode des berühmten Verfassers von dem bekannten Breslauer Professor Dr. Karl Mez neu bearbeitet und herausgegeben wurde. Das Werk kann daher dem grossen Kreise seiner Interessenten nur bestens empfohlen werden.

Zu Bestellungen, die jede Buchhandlung entgegennimmt, bitten wir die angeheftete Bestellkarte zu benutzen.

Verlagsbuchhandlung von Julius Springer.

sichtigung von Rabattabzügen und Verlusten herauskommt. Ob für dieselbe Handverkauf oder Rezeptur eine gröfsere Rolle spielen, ob Rabatte von gröfserer oder geringerer Bedeutung, Kontoausfälle oder sonstige Verluste vorhanden sind, hat auf sie keinen Einflufs mehr: sie ist durch nichts mehr zu verändern. Zu dieser Summe der Einnahmen aus dem Medizinaldetailgeschäft sind noch die bar eingehenden Mieten hinzuzuzählen. Ich sage hier absichtlich die bar eingehenden Mieten, weil es hin und wieder vorkommt, dafs ein Verkäufer den Mietwert der eigenen Wohnung mit unter die Mietseinnahmen setzt, nachdem er ihn nach seinem Ermessen geschätzt hat. Das ist nun zwar, kaufmännisch oder im Sinne der Steuerbehörde gedacht, ganz richtig, aber es ist bei Apothekenverkäufen nicht Sitte, vielmehr wird dabei die eigene Wohnung im Hause als eine Pflicht und ein Recht des Besitzers betrachtet, wofür etwas nicht zahlenmäfsig in Ansatz gebracht wird, deren Vorhandensein vielmehr gewöhnlich, als selbstverständlich, nicht erwähnt wird. Da jedoch, wie gesagt, der herrschenden Sitte entgegen, doch hin und wieder der Reingewinn dadurch aufgeschmückt wird, so ist die Vorsicht hier immerhin am Platze. Bei den angegebenen Mietserträgnissen kommt aber noch ein anderer Haken vor, an dem man hängen bleiben kann. Dieselben werden in Bausch und Bogen gewöhnlich als bar eingegangen angegeben, als wenn dieselben mit derselben Sicherheit eingingen, wie man die eigenen Zinsen bezahlen mufs. Deshalb erkundige man sich, ob die vermieteten Räume in den letzten 5—6 Jahren leer gestanden haben und seit wann die Mietinsassen zu dem angegebenen Preise wohnen. Bedeutende Mieteinnahmen sind eine so grofse Last und oft von solcher Zweideutigkeit, dafs man unter den jetzigen Apothekenkaufverhältnissen hier nicht vorsichtig genug sein kann. Infolge der häufigen Verkäufe sind nämlich die Mieten durch den jedesmaligen Käufer, um der geschwundenen Rentabilität aufzuhelfen, so weit hinaufgetrieben als nur irgend möglich. Infolge davon ist der Fall nicht selten, dafs Wohnungen alle 2—3 Jahre $1/4$ oder $1/2$ Jahr lang leer stehen, was beim Einkommen aus der Miete mit in Anschlag gebracht werden mufs. Bei dieser Gelegenheit mag noch der einfachen Art gedacht werden, in der man früher dieses ganze Kapitel von den Mieten und deren Wert erledigte. Man sagte einfach, nachdem man auf irgend eine Art den Wert des Geschäftes berechnet hatte: Ausser der Geschäftseinnahme trägt das Grundstück noch so und so viel Mieten. Diese entsprechen als Zinsen von 5% einem Kapital von so und so viel; folglich ist zum Werte des Geschäftes noch der Wert der vermieteten Räume mit dem Zwanzigfachen des Mietseinkommens hinzuzurechnen. Diese Rechnung kann man allenfalls machen bei unbedeutenden Mieten, obgleich sie auch da schon nicht richtig ist. Bei einem grofsen Hause ist sie aber gänzlich verfehlt. Denn abgesehen davon, dafs die rechnungsmäfsigen Mieten auch öfter ausfallen können, so sind diese Mieten auch die Quelle oft sehr beträchtlicher Ausgaben, welche bei der Berechnung der Geschäftsausgaben übergangen zu werden pflegen, überhaupt vom Verkäufer gar zu gern als unwesentlich unterdrückt werden. Wenn daher bedeutende Mieten vorhanden sind, dann lege man ja bei den vom Verkäufer anzugebenden besonderen Ausgaben speziellen Wert auf Mitteilung der Beträge, welche für Instandhaltung des Hauses im allgemeinen und der Mietwohnungen in den letzten 5 Jahren verausgabt worden sind, wieviel an Gas und Wasser, überhaupt an Grundstücksbedürfnissen Ausgaben erwachsen, oder lasse sich die Versicherung geben, dafs alle diese Aufwendungen schon unter den Geschäftsausgaben mit aufgeführt worden sind. Man nimmt im allgemeinen an, dafs zur Erhaltung des Mietwertes 10% desselben erforderlich sind.

Die Rentabilität des Medizinalgeschäftes samt zugehörigem Grundstück würde sich nun ergeben, wenn von der Summe der wirklich einkommenden Einnahmen aus dem Geschäft und den Mieten die Summe der für das Haus und das Geschäft zu bestreitenden Ausgaben abgezogen wird, mit Einschlufs des Aufwandes für freie Station und für Dienstpersonal, welches zwar mit für die Wirtschaft verwendet, doch um des Geschäfts oder Hauses willen gehalten werden mufs, sowie endlich mit Einschlufs der Zinsen, welche nach dem geforderten Kaufpreis, vermehrt um die Kosten des Kaufes an die Behörde und die Agenten, zu zahlen sind. Die Differenz sollte dann der oben angeführten Forderung annähernd entsprechen, dafs sie 8 bis 10% der aufgewendeten Anzahlung beträgt.

Wie bereits hervorgehoben wurde, sind die einzigen verwendbaren Buchangaben oftmals die Tagesnotizen über den Umsatz. Über die Geschäftsausgaben kann man nichts in Erfahrung bringen. Dies ist selbst bei recht grofsen, sonst gut verwalteten Apotheken der Fall. Nichtsdestoweniger mufs man, um den Wert zu schätzen, die Ausgaben zu finden suchen. Dafs der Verkäufer hierbei aus eigener Initiative helfen wird, ist nicht vorauszusetzen. Man mufs vielmehr alles aus ihm herausziehen und mit Hilfe des Bleistiftes festhalten. Kann man von ihm auf direkte Fragen eine direkte Antwort über den Warenverbrauch erhalten, gut, so zeichne man dies auf, um es womöglich später in den Vertrag mit aufzunehmen, im übrigen berechne man, ob diese Summe stimmt mit folgender Annahme: Bei einer Apotheke, deren Umsatz in Rezeptur und Handverkauf gleich ist, wird ungefähr der Warenverbrauch soviel betragen, als einem Drittel (in Preufsen und Bayern allenfalls einem Viertel) der Rezeptur, der

Hälfte des Handverkaufs und $^3/_4$ der Spezialitäten entspricht. Die Rezeptur ist hier selbstverständlich ohne Rabattabzüge gemeint. Die zweite Kategorie der Ausgaben sind die Gehälter und Löhne. Diese lasse man sich direkt angeben und zwar für das zur Zeit beschäftigte Personal. (Die Unterhändler geben meist nur soviel an, als nach ihrer oder der Verkäufer Meinung der Nachfolger etwa gebrauchen wird.) Die dritte Klasse der Ausgaben für Heizung und Beleuchtung muſs aus den doch irgendwo vorhandenen Rechnungen entnommen werden. An diesen Ausgaben, in groſsen Städten oftmals sehr hoch, glaube man ja nicht etwa, in Zukunft etwas sparen zu können, da zumal von der Beleuchtung, traurig, aber wahr, zum Teil der Ruf des Geschäftes beim Publikum abhängt. Die vierte, oft schwer zu ergründende Klasse der Ausgaben sind die Steuern. Mit diesen wird nur ungern herausgerückt. Man frage daher zunächst nach Art der Steuern, die in allen Gegenden des deutschen Reichs verschieden sind: für das Realrecht, Staatsgrundsteuern, Kommunalgrundsteuern, Gewerbesteuern, Einkommensteuern für Staat und Kommune, Personalsteuern, Mietsteuern, Chausseesteuern, Landrente, Feuerkasse u. s. w. Merkt man, daſs hier irgend etwas zurückgehalten wird, so gehe man lieber gleich auf das Steueramt und erkundige sich dort, was man als gewerbetreibender Hausbesitzer in der betreffenden Stadt zu zahlen haben wird. — Noch schwerer sind die kleinen Ausgaben zu ergründen, wie Fracht u. dgl., und die Unterhaltungskosten für das Gebäude. Hinsichtlich der letzteren ist man zumeist auf Schätzungen sehr unsicherer Art angewiesen, welche in jedem Einzelfalle nur auf Erfahrungen gegründet sein können. Ein sachverständiger Ratgeber wird hier unerläſslich sein.

Hat man nun auf irgend eine Weise, sei es durch Bücher oder durch notgedrungene Schätzung, ermittelt,

Wertschätzung des Kaufgegenstandes.

wieviel dem im Apotheken-Detailgeschäft gemachten Umsatz, d. h. dem bar eingekommenen Gelde, an baren Ausgaben für Waren und Geräte, Gehälter und Löhne, Heizung und Beleuchtung im Geschäfte (Grundstück ist für sich zu betrachten, wo dasselbe sehr grofs ist), Fracht und andere kleine Ausgaben, Grundstück- und Geschäftssteuer (Einkommensteuer ist eine Privatsteuer) gegenüberstehen, so ist der sich zwischen der Einnahme und Ausgabe ergebende Unterschied der zu erwartende Geschäftsgewinn. Zieht man von diesem diejenigen Zinsen ab, welche für die ganze auf den Kauf des Medizinalgeschäfts, nebst dem nicht vermietbaren Anteil des Hauses (sonst Privatwohnung), zu zahlende Summe zu verwenden sind, so hat man den geschäftlichen Reingewinn des Käufers. Dieser soll eben etwa 8—10 % der Anzahlung betragen. Grundstück und Nebengeschäfte unterliegen dann besonderer Berechnung. — Was nun die Nebengeschäfte, als Engrosverkauf von Rohwaren oder Spezialitäten, Fabrikation von Mineralwasser, Agenturen, Gastwirtschaft, Weinhandel, analytische Arbeiten u. dgl., betrifft, so lasse man sich, wie bereits erwähnt, niemals darauf ein, dieselben mit in das Hauptgeschäft zu rechnen, sondern bedinge für dieselben besondere Rentabilitätsberechnung und besonderen Preis aus. Der Zusammenhang derselben mit dem Medizinalgeschäft ist meist ein so loser und die Betriebskosten sind so hohe, dafs für diese Geschäfte nur der Preis für die Vorräte und Anlagen gewährt werden kann. Da sie nicht wie das Apothekengeschäft von Privilegium, Konzession, Taxe, überhaupt von keiner Beschränkung abhängig sind, auch meist nicht wie die Detailgeschäfte in einem bestimmten Bezirk, der durch die Lage bedingt ist, ohne besondere kaufmännische Kunst ihr Absatzgebiet haben, so können sie auch nicht eine Vermehrung der Hypotheken tragen, sind überhaupt bei dem geringen Umfang nicht wohl zu beleihen. Soll letzteres dennoch geschehen, so könnte dies nur, freilich nicht zur Vereinfachung der Kaufbedingungen, geschehen, indem der Wert der Vorräte und des Inventars nicht voll bezahlt, sondern zum Teil gestundet wird. Damit wird sich der Verkäufer aber selten einverstanden erklären. Er wird vielmehr vorziehen, sich den Betrag für den vereinbarten Wert voll auszahlen zu lassen. Derselbe ist dann der Anzahlung für das Apothekengeschäft, welche, wie gesagt, 10% verdienen soll, noch hinzuzurechnen. Ist das Nebengeschäft jedoch so grofs, dafs es die Kräfte des Käufers übersteigen würde, den Betrag voll auszuzahlen, dann mag immerhin der nicht bezahlte Rest als Hypothek auf das Grundstück für den Verkäufer sichergestellt werden.

Eine Anweisung für die Art zu geben, in welcher die Berechnung der Rentabilität dieser Nebengeschäfte stattfinden mufs, ist nicht wohl möglich, da sie ihrer Natur nach so sehr verschieden sind. Der Anfänger wird hier garnicht umhin können, die Angaben des Verkäufers durch irgend jemand prüfen zu lassen, der mit den einschlägigen Verhältnissen vertraut ist, jedenfalls aber die gröfste Vorsicht zu üben nötig haben. Denn selbst gesetzt den Fall, dafs Bücher von guter Übersichtlichkeit geführt worden sind (was aber leider sehr selten der Fall zu sein pflegt), so sind Nebengeschäfte doch hinsichtlich ihrer Lebensdauer oft von so grofser Zweifelhaftigkeit, dafs man stets den Rat der Sachverständigen, welche den betreffenden Erwerbszweig gerade kennen, auch in dieser Richtung suchen und beachten sollte. Der Verkäufer mag so vertrauenswürdig sein als er wolle, er mag seine Bücher gut und richtig geführt haben, jede, auch die kleinste Unwahrheit verachten und vermeiden, so ist er doch keineswegs verpflichtet, dem Käufer auch alle Schattenseiten zu

Wertschätzung des Kaufgegenstandes.

zeigen. Es ist vielmehr die Sache des letzteren, diese selber aufzusuchen und wenn möglich zu finden.

Wie gerade im Kauf von Nebengeschäften gefehlt wird und wie schwer sich mangelhafte Vorsicht und Leichtgläubigkeit sowie ungenügendes Verständnis rächen können, mögen folgende Beispiele zeigen:

Eine Landapotheke in einer Waldgegend Mitteldeutschlands wird zum Kauf angeboten mit der Angabe, der Umsatz betrage 20000 Mark, der Preis 60000 Mark. Alle Käufer jubeln über den niedrigen Preis und strömen in hellen Haufen an Ort und Stelle. Hier findet sich nun, dafs zwar nicht die Apotheke, wohl aber der Apotheker einen Umsatz von 20000 Mk. 5 Jahre hindurch in der That gemacht hat, und zwar hatte er ein Medizinalgeschäft von 6000 Mk. Umsatz, verkaufte aber für 14000 Mark Heidelbeersaft nach Rufsland zum Auffrischen von Rotwein. Für die Fabrikation dieses Saftes war ein besonderer Schuppen gebaut, in welchem eine grofse Weinpresse, eine Anzahl Bottiche und viele Versandfässer, überhaupt ein ziemlich wertvolles Inventar sich befanden. Der durch gut geführte Bücher nachweisbare Reingewinn aus diesem Geschäft betrug nach Abzug der Schuldzinsen — aber ohne Amortisation der Einrichtung — etwa 5000 Mark, sodafs der Käufer anscheinend ein gutes Geschäft machte. Viele freilich zögerten, zuzugreifen, bis endlich doch einer mit vielleicht etwas geringer Anzahlung oder zu etwas ermäfsigtem Preise das Geschäft erstand. Er arbeitete noch einen Sommer in seiner Saftfabrik, wenn auch mit sehr vermindertem Erfolg, und im nächsten Jahre war das Geschäft aus, weil Rufsland einen Zoll auf das Fabrikat legte. Damit waren Bottiche und Fässer, Presse und Schuppen auf den Wert des Brennholzes herabgesetzt, oder mit anderen Worten, die für das Nebengeschäft gezahlten 24000 Mark verloren.

Ähnlich wie oben erging es einem Käufer, welcher eine Apotheke erwarb, deren Besitzer ein Düngemittelgeschäft nebenbei trieb und dieses mit verkaufte: In drei Jahren war der Düngemittelverkauf so herabgekommen, daſs er aufgegeben werden muſste, und die dafür gezahlte Summe war weg.

Denselben Gefahren aber wie diese, der Pharmazie ferner stehenden Nebengeschäfte sind auch ganz nahe stehende unterworfen. Kauft jetzt jemand eine Apotheke, welche mit Lymphanstalt verbunden ist, deren Reingewinn in den der Apotheke eingerechnet ist und 3000 Mark betragen mag, zu einer Zeit, da ein Lymphröhrchen mit 1 Mark bezahlt wird, im nächsten Jahre wird aber der Preis von der Konkurrenz auf 80, endlich 50 Pf. heruntergesetzt, so ist der Käufer ein so groſses Kapital losgeworden, als wenn er in seiner Apotheke 6000—8000 Mark Umsatz eingebüſst hätte. Kauft jemand heute ein Geschäft, in dem Engrosverkauf von Spezialitäten stattfindet, etwa sich ein Hauptdepôt von Schweizerpillen befindet, welches jährlich 20000 Schachteln versendet, an denen etwa je 5 Pf. verdient werden mögen, also etwa 1000 Mark, und er bezahlt diesen Reingewinn wie den aus einem Medizinalgeschäft mit etwa 12000 Mark, indem er ihm einfach in das Gesamtgeschäft eingerechnet wird, so ist er mit dem Augenblicke, wo auch die Schweizerpillen das Geschick ereilt hat, oder auch schon, wenn er auf irgend eine Art das Generaldepôt verliert, um jene 12000 Mk. ärmer.

Wer bis hierher den Absatz von Wertschätzung des Kaufgegenstandes gelesen hat, dem wird ja wohl ziemlich wüst im Kopfe geworden sein und ich muſs zugeben, daſs hierfür eine Berechtigung vorliegt, an der ich mich aber nicht schuldig weiſs. Der Wert einer Apotheke ist sehr viel einfacher zu ermitteln, wenn der Verkäufer eine wirkliche Buchführung besitzt. Nun weifs ich wohl, dafs junge Käufer schon heftig erschrocken sind, wenn sie gehört haben, der Verkäufer sei ein so ausgezeichneter Geschäftsmann, dafs er sogar doppelte Buchführung hat, der wird einen gut hinter das Licht führen. Aber weit gefehlt! Bei einer richtigen Buchführung ist es durchaus unmöglich, die wirtschaftlichen Verhältnisse eines Apothekengeschäfts anders darzustellen als sie sind. Aus ihr vermag man mit untrüglicher Sicherheit den Reingewinn des Geschäfts zu ermitteln und danach seine Schlüsse zu machen, welchen Preis und welche Bedingungen man bewilligen kann. Wo keine Buchführung vorhanden ist, werden stets nur Ausgaben übersehen, niemals Einnahmen. Daher kauft man ohne Buchführung stets teurer als man glaubt. Nur bei mangelnder Buchführung kann man betrogen werden. Ich kann daher nur den Rat geben, überhaupt kein Geschäft zu kaufen, über welches keine Buchführung vorgelegt werden kann. Man denke ja nicht etwa, dafs man nach geschehener Übernahme den Verkäufer für etwaige absichtliche oder unabsichtliche Irrtümer verantwortlich machen will und so schon wieder auf die Kosten kommen wird. Das ist aufserordentlich schwer, unsicher und kostspielig. Es ist viel sicherer, von vornherein jeden Irrtum auszuschliefsen dadurch, dafs man nur nach dem durch Buchführung nachgewiesenen Gewinn kauft. Nun ist freilich leider zu erwarten, dafs mancher Käufer garnicht imstande ist, selbst die beste Buchführung zu überblicken, da sie für ihn ein Buch mit sieben Siegeln ist. Deswegen halte ich für notwendig, hier das Wesen einer solchen insoweit zu entwickeln, als für das Verständnis etwa vorgelegter Bücher erforderlich ist. Zu einer vollständigen Einführung in die pharmazeutische Buchführung halte ich dies Büchlein nicht für geeignet. Eine solche habe ich bereits in Schule der Pharmacie, Bd. 1 (Jul. Springer, Berlin) gegeben. Die dort gegebene Anleitung halte ich für die einzige, nach der man allenfalls imstande ist, ohne Lehrer sich in das Verständnis einzuarbeiten, während für andere derartige Werke ein Lehrer durchaus notwendig ist.

Es giebt zweierlei Arten von Buchführung, die „einfache" und die „doppelte". Beweiskräftig und zuverlässig ist nur die letztere. Die einfache Buchführung besteht eigentlich nur im Anschreiben von Ausgabe und Einnahme und ist kaufmännisch wertlos. Trotzdem mufs der Käufer schon froh sein, wenn er wenigstens diese in dem zu kaufenden Geschäft vorfindet. Man hat dazu nötig ein Kassabuch, in welchem alle Ausgaben und Einnahmen angeschrieben werden, ein Kontokorrentbuch, in dem über alle Schuldner und Gläubiger Rechnung geführt wird, und ein Inventurbuch, in dem am Jahresschlufs eine Aufstellung über den jeweiligen Stand des Vermögens gemacht wird, und aufserdem noch einige Hilfsbücher. Unter diesen ist für den Apotheker das wichtigste der Tagesrapport, der auch fälschlich als Kassenbuch bezeichnet wird, aber nur eine statistische Übersicht über die Zusammensetzung der aus dem Geschäft kommenden Einnahmen darstellt. Für die Gewinnberechnung und Schätzung des Werts der Apotheke sind von allen Aufzeichnungen im Tagesrapport (Bar-Rezeptur und Bar-Handverkauf; Konto-Rezeptur und Handverkauf; nachbezahlte Forderungen) nur die (baren) Einnahmen von Wert. Sie sind das, was auch als „Umsatz" bezeichnet wird. Die gleiche Summe mufs sich auch im Kassenbuche finden, ist aber dort vermehrt durch die Einnahmen aus Mieten und Zinsen, vielleicht auch noch andere Einnahmequellen. Die Einnahmen eines Jahres kann man also bei einfacher Buchführung nur aus dem

Tagesrapport entnehmen. Diesen stehen im Kassenbuch die Ausgaben gegenüber, die der Geschäftsbesitzer für das Geschäft und für sich selber gemacht hat. Wo beide Arten Ausgaben in besonderen Rubriken aufgeschrieben sind, lassen sich die Aufwendungen für das Haus und für das Geschäft leicht von einander sondern; wo dies nicht der Fall ist, wird nur sehr schwer, durch Auszüge, die sich über mehrere Jahre erstrecken, ein Überblick zu gewinnen sein.

Da bei dieser einfachen Art der Buchführung regelrechte Jahres-Abschlüsse nicht gemacht zu werden pflegen, so kann man nicht anders verfahren, als dafs man von 3—4 Jahren den Durchschnitt der jährlichen in die Kasse gelangten Geschäftseinnahme nimmt und hiervon den Durchschnitt der in denselben Jahren für das Geschäft gemachten Ausgaben abzieht. Der Rest ist das, was dem Geschäftsinhaber zur Bezahlung der Zinsen, für eigenen Verbrauch und zur Amortisation der Schulden (Abzahlungen) bleibt. Zu diesem Gewinn aus dem Apothekengeschäft kommt nun noch der Gewinn aus den Mieten, der so zu finden ist, dafs man von dem Jahresdurchschnitt der eingegangenen Mieten den Jahresdurchschnitt der für Instandhaltung des Hauses gemachten Aufwendungen samt der Grundsteuer abzieht. Man kann rechnen, dafs zur Instandhaltung eines Hauses 10% seines gesamten Mietwertes (einschliefslich des Werts der eigenen Wohnung) verbraucht werden.

Den Einnahmen aus dem Apothekengeschäft und aus Mieten hat man also folgende Ausgaben gegenüberzustellen, nachdem man deren Betrag aus dem vorgelegten Kassenbuch ermittelt hat: Waren (wozu auch Kartonnagen, Frachtausgaben u. a. gehören), Geräte, Geschäftsunkosten (darunter Feuer, Licht, Gehälter mit Einschlufs der freien Kost, Bücher u. a. m.), Aufwendungen zur Instandhaltung des Hauses, Grundsteuer. Zieht man die Ausgaben von den Einnahmen ab, so bleibt der Geschäftsgewinn, d. h. der, welcher vom Gesamtgeschäft gemacht wird. Der Gewinn, den der Besitzer macht, ergiebt sich, wenn auch noch die Zinsen und die Kosten der Amortisation der Baulichkeiten und der Geschäftseinrichtung abgezogen werden. Aus der Gröfse des bleibenden Restes wird man ermessen können, ob man imstande sein wird, davon zu leben und Abzahlungen der Restkaufgelder zu machen.

Dies Verfahren, aus einer einfachen Buchführung einen Anhalt für die Gewinnberechnung zu erhalten, ist sehr umständlich, zeitraubend und unsicher. Es ist nur etwas besser, als wenn der Verkäufer gar nichts als Beleg für seine Behauptungen hinsichtlich des Geschäftsgewinns vorlegen kann, weil er kein Kassabuch oder dies unordentlich geführt hat. Weit klarer, mit fast absoluter Sicherheit ist die Sachlage da zu übersehen, wo die doppelte Buchführung vorhanden ist. Diese besitzt selbst gerichtliche Beweiskraft, weil ihre Schriftstücke als Urkunden angesehen werden, deren unrichtige Führung als eine Urkundenfälschung bestraft wird, wenn von ihr Gebrauch gemacht wird. Sie ist so leicht zu übersehen, dafs der Eingeweihte in der kürzesten Zeit Klarheit gewinnt und durch Stichproben auch die Richtigkeit ermitteln kann. Wer eine Apotheke zu kaufen sucht, müfste ihre Grundsätze kennen. Er ist für seinen Beruf nicht ausreichend vorbereitet, wenn ihm diese Kenntnis abgeht, mag er technisch noch so gewandt und erfahren, wissenschaftlich noch so begabt sein. Zeit, sie zu erlernen, bleibt ihm, während er eine Apotheke sucht, sicherlich.

Die doppelte Buchführung in der einfachsten Form, wie sie sich für Apotheken eignet, verlangt 4 Bücher:

Kassabuch, in welches man alle baren Einnahmen und Ausgaben einträgt, Memorial, in welches alle auf Rechnung gehenden Geschäfte gelangen, und Hauptbuch, in welches die Eintragungen aus den beiden ersten, nochmals nach Konti geordnet, übertragen werden. Vom Hauptbuch kann für die Geschäftsleute, mit denen man handelt, ein Kontokorrentbuch abgezweigt sein und, um die Eintragungen im Kassabuch und Memorial leichter sammeln zu können, pflegt man in gröfseren Geschäften ein Journal zu halten. Endlich werden die jährlichen Abschlüsse in einem meist geheim gehaltenen Inventur- und Bilanzbuch gemacht. Um die von einem Verkäufer gemachten Angaben über die Rentabilität seines Geschäfts zu prüfen, geht man von der im letzteren Buch gezogenen Bilanz aus, mit der immer eine Gewinnberechnung (Gewinn- und Verlustkonto) verbunden ist. Diese Berechnungen haben etwa folgendes Aussehen:

Bilanz für 1. Juli 1902.

	Activa:				Passiva:		
113	*Sparkassenkonto* . . .	402	20	110	*Hypothekenkonto* . . .	29 870	—
113	*Wertpapierkonto*. . .	35 279	47	115	*Verschiedene Gläubi-*		
114	*Versicherungskonto* .	2 461	71		*ger*	1 446	37
111	*Grundstückkonto* . .	47 364	18	41	*Kapitalkonto*	55 729	39
109	*Geschäftseinrichtungs-*				*Zuwachs*	2 303	73
	konto.	555	02				
115	*Verschiedene Schuld-*						
	ner.	358	73				
114	*Kassenbestand*	28	18				
115	*Warenlager laut In-*						
	ventur	2 900	—				
	Summa .	89 349	49		Summa .	89 349	49

Gewinn- und Verlustkonto.

	Einnahme:				Ausgabe:		
115	*Gewinn aus dem Warenkonto*	7 736	51	111	*1% Abschreibung vom Grundstückkonto*	584	30
116	*Gewinn aus dem Mietzinskonto*	603	18	109	*10% Abschreibung vom Geschäftseinrichtungskonto*	245	—
117	Gewinn aus dem Zinsenkonto	793	34	99	*Unkostenkonto*	2 000	—
				100	Entnahme	4 000	—
					Gewinn	2 303	73
	Summa .	9 133	03		Summa .	9 133	03

Die Bilanz ist die persönliche Angelegenheit des Verkäufers und geht den Käufer gar nichts an. Im übrigen geht aus der vorliegenden hervor, daſs der Besitzer der Apotheke 55 729,39 Mk. im Vermögen hat, wenn sein Besitztum für den Preis verkauft wird, mit dem es bei ihm noch zu Buch steht, nämlich 47 364,18 Mk. Grundstückskonto + 555,02 Mk. Geschäftseinrichtungskonto + 2900 Mk. Warenlager. Wahrscheinlich hat er die Apotheke schon lange im Besitz und daher schon viel abgeschrieben. Was den Käufer interessiert und was er auch nur sehen soll, ist Einnahme und Ausgabe, die deshalb auch hier *kursiv* gedruckt sind. Daſs der Verkäufer 793,34 Mk. Zinsen mehr einnimmt, als er zu zahlen hat, kümmert den Käufer nichts, ebensowenig, daſs der Verkäufer im Jahre 4000 Mk. für sich entnommen und 2303,73 Mk. als Geschäftsgewinn zurückgelegt hat, womit er wohl Papiere gekauft hat oder Hypotheken abgezahlt. Dagegen sieht der Käufer mit untrüglicher Sicherheit, daſs die Hausmieten 603,18 Mk. abgeworfen haben, gleichgiltig, wie hoch sie zu stehen kommen. Will man wissen, wieviel die Einnahme und wieviel die Ausgabe

Wertschätzung des Kaufgegenstandes.

des Mietzinskonto im Jahre 1901 betragen hat, so braucht man nur im Hauptbuch Fol. 116 nachzusehen, und will man noch mehr ins Einzelne gehen, so geht man nach den auch dort angebrachten Übertragungsvermerken auf Kassenbuch und Memorial zurück.

Man sieht ferner, daſs der Warenverkauf 7736,51 Mk. eingebracht hat. Will man wissen, wie groſs die Einnahme („Umsatz") und die Ausgabe (Warenverbrauch) für dieses Konto gewesen ist, so findet man es ebenfalls im Hauptbuch Fol. 115. Weiter sieht man, daſs man vom Gewinn aus dem Warenkonto noch 2000 Mk. für Unkosten in Abzug zu bringen hat, daſs also dann der Gewinn aus dem Apothekengeschäft 7736,51 Mk. — 2000 = 5736,51 Mk. betragen hat, von welchem Gewinn der Besitzer noch 584,30 + 245 = 829,30 Mk. kaufmännischen Grundsätzen getreu als Abschreibung in Abzug gebracht hat. Den gesamten Geschäftsgewinn ohne Berücksichtigung der Zinsen erhält man, wenn man von der Summe der Einnahmen 9133,03 Mk. minus Gewinn aus dem Zinsenkonto 793,34 = 8339,69 Mk. die Summe der *kursiv* gedruckten Ausgaben abzieht, nämlich 2829,30 Mk. Man erhält dann 5510,39 Mk. Da die Apotheke, ein sehr kleines Geschäft, 75 000 Mk. kosten soll, mit 17 000 Mk. Anzahlung, so werden die Zinsen etwa 3700 Mk. betragen, es werden also 1810,39 Mk. übrig bleiben, sowie 829,30 Mk. zur Amortisation. Ob der Käufer damit auskommen kann, ist seine Sache. Als Gehilfe würde er wahrscheinlich mehr verdienen. Jedenfalls muſs er sehr froh sein, wenn er unter den heutigen Verhältnissen das Geschäft für 75 000 Mk. bekommt.

Die hier angenommene Apotheke kann ein Rezepturgeschäft sein mit 11 000 Mk. Umsatz, dann würde der Käufer mit 75 000 Mk. ungefähr das „7-fache" bezahlen, sie kann aber auch viel Handverkauf und Spezialitäten haben und dann meinetwegen 17000 Mk. oder noch mehr einnehmen. Das „7-fache" würde dann 119000 Mk. betragen, was natürlich viel zu theuer wäre.

Wie kann man nun aber eine Schätzung des Wertes einer Apotheke ausführen, wenn eine zuverlässige Buchführung den Gewinn zu ermitteln gestattet? Dies kann nur so geschehen, dafs man den Gewinn als Zinsen auffafst, welche die Anzahlung trägt. Das angezahlte Kapital, hier 17000 Mk., verdient, indem der Geschäftsherr mit ihm arbeitet, den Unterschied zwischen Einnahme und Ausgabe von Grundstück und Apothekengeschäft, nämlich in unserem Beispiele 5510,39 Mk., weniger Zinsen der stehen bleibenden Hypotheken und Restkaufgelder (58000 Mk.), die zu 5% 2900 Mk. betragen. 5510,39 Mk. — 2900 Mk. sind gleich 2610,39 Mk. Man gewinnt also dadurch, dafs man 17000 Mk. Anzahlung in dies Geschäft steckt, jährlich 2610,39 Mk. Das sind 15,35% Zinsen, die die Anzahlung trägt. Nun sind aber zwei Geschäfte an diesem Reingewinn beteiligt, nämlich Apothekengeschäft und Grundstück. Das Apothekengrundstück verdient den Gewinn aus dem Mietzinskonto, 603,18 Mk., weniger der Abschreibung vom Grundstückkonto, 584,30 Mk., also nur 18,88 Mk. Die Verzinsung findet also im wesentlichen durch das Apothekengeschäft statt, trotz des wahrscheinlich 660 Mk. betragenden Mieteinkommens. Nun kann man für Apotheken den Grundsatz aufstellen: Das in ein Apothekengeschäft als Anzahlung gesteckte Kapital mufs sich mit 12 bis 15% verzinsen, wenn der Besitzer imstande sein soll, seine Zinsen zu bezahlen, die Amortisation zu bewerkstelligen und selber zu leben. Bei kleinen Geschäften kann die Verzinsung gröfser sein, bei grofsen ohne Schaden geringer (bis 10%). Da nun im vorliegenden Beispiel die Verzinsung 15,35% beträgt,

Wertschätzung des Kaufgegenstandes. 41

so wären hiernach 75000 Mk. gerade der richtige Preis und 17000 Mk. die richtige Anzahlung für die Apotheke. Die Verzinsung des Anlagekapitals hängt nun aber nicht vom Geschäftsgewinn allein ab, sondern auch vom Zinsfuſs der beim Kauf liegen bleibenden Hypotheken und von der Höhe der Anzahlung selbst. Würde die Anzahlung erhöht, sagen wir auf 27000 Mk., so kann man nicht verlangen, daſs auch diese mit 15 % verzinst werden sollen. Die 10000 Mk. mehr müſste man als nicht in das Apothekengeschäft gesteckt, sondern als zum Ankauf des Grundstücks bez. zur Ablösung vorhandener Hypotheken verwendet ansehen. Geld, das man in Grundstücke steckt, pflegt sich aber höchstens mit 6 % zu verzinsen. Man könnte also erwarten, daſs diese weiteren 10000 Mk. sich mit 600 Mk. verzinsen. Die zu erwartende Verzinsung der Anzahlung wäre dann also für 17000 Mk. 15 % = 2550 Mk., für 10000 Mk. 6 %, also 600 Mk., zusammen 3150 Mk. Wie wir oben gesehen haben, betrug der gesamte Geschäftsgewinn (ohne Rechnung der Zinsen) 5510,39 Mk. Ziehen wir davon 3150 Mk. ab, so bleiben 2360 Mk. als Zinsen für die bleibenden Hypotheken und Restkaufgelder. Dies entspricht bei 5 % einem Kapital von 47 200 Mk. Dazu 27 000 Mk. addiert geben wieder beinahe 75000 Mk. Man hätte also trotz der um 10000 Mk. höheren Anzahlung die Apotheke nur um 800 Mk. billiger. Rechnet man statt 5 % Zinsen für die bleibenden Hypotheken nur 4 %, so kommen für jene 2360 Mk. Zinsen 59000 Mk. Hypothekengelder heraus. Das Ergebnis dieser Betrachtung ist also: Soll für die obige Apotheke mit 5510,39 Mk. Geschäftsgewinn 27000 Mk. angezahlt werden, so müſste der Preis sein:

      Anzahlung . . . . 27000 Mk.
      Restkaufgelder . . 47200 -
                           74200 Mk.,

also nahezu ebenso hoch wie bei 17000 Mk. Anzahlung. Sind dagegen für die bleibenden Hypotheken nur 4 % Zinsen zu zahlen, so kann der Preis sein:

> Anzahlung . . . . 27000 Mk.
> Restkaufgelder . . 59000 -
> -----
> 86000 Mk.

Man sieht, daſs die Höhe der Anzahlung über $1/4$ des Gesamtpreises hinaus den Preis nicht sehr beeinflussen kann, daſs dagegen der Zinsfuſs der Hypotheken dies ganz bedeutend thut. Mit diesem Umstand hängt zum Teil die Preissteigerung der Apotheken zusammen während der Zeit, in welcher der Zinsfuſs sank. Wenn der Zinsfuſs steigt, werden die Werte der Apotheken wieder sinken, woran jeder Käufer denken mag.

Die Regel, daſs die Anzahlung sich mit 15% verzinsen soll, gilt nur dann, wenn letztere ungefähr $1/3$ oder weniger von dem für das Geschäft angelegten Gesamtpreise beträgt. Gewöhnlich schwankt die Anzahlung zwischen $1/4$ und $1/3$, selten ist sie unter $1/4$, doch sind mir auch Fälle vorgekommen von $1/5$ und selbst $1/8$ des Gesamtpreises. Auch in diesen Fällen war die Verzinsung ungefähr 15%, sodaſs also den Käufern in diesem Fall um so weniger zum eigenen Verbrauch übrig blieb.

Das Ergebnis dieser Ausführungen ist also, daſs man so zu kaufen suchen muſs, daſs eine möglichst hochzugreifende Anzahlung sich mit 15% verzinst. Diese kann $1/4$ bis $1/3$ des für das Apothekengeschäft samt Grundstück zu zahlenden Preises betragen. Sind bedeutende Mieterträgnisse vorhanden, so braucht die darauf zu leistende Anzahlung sich nur mit etwa 6% zu verzinsen. Je mehr Geld man also zur Anzahlung zur Verfügung hat, einen um so gröſseren Geschäftsgewinn kann man damit kaufen und muſs man zu bekommen trachten. Je mehr Mieteinkommen man mitkaufen muſs,

Wertschätzung des Kaufgegenstandes. 43

desto schlechter wird die gesamte Anzahlung sich verzinsen und ebenso kann man von einer über $1/3$ des Gesamtpreises steigenden Anzahlung nur eine geringe Verzinsung erwarten.

Die beiden Abschlüsse von Bilanz und Gewinn- und Verlustkonto, von denen ein Beispiel auf Seite 37—38 gegeben ist, können nur nach der doppelten Buchführung gemacht werden. Ist diese nicht vorhanden, aber wenigstens eine einfache anscheinend sorgfältig ausgeführt, so kann man sich für die Wertschätzung nach obigem Muster das wesentlich in Betracht kommende Gewinn- und Verlustkonto für mehrere Jahre durch Auszüge aus dem Kassenbuche zusammenstellen.

Es würde dann etwa folgendermaßen aussehen:

Einnahme:		Ausgabe:	
Gewinn aus dem *Warenkonto* (erhalten durch Abzug der Ausgaben für Waren von den Einnahmen der Apotheke) . . .	7736,51	1% Abschreibung für das *Gebäude*, das mit 58430 Mk. zu bezahlen ist	584,30
		10% Abschreibung für die *Geschäftseinrichtung*, die noch einen Wert von 2450 Mk. hat	245,00
Gewinn aus dem *Mietzinskonto* (erhalten durch Abzug der Ausgaben für Instandhaltung des Hauses von den eingegangenen Mieten)	603,18	*Unkosten* (alle nicht für Waren zu machenden Ausgaben für das Geschäft) .	2000,00
		Zinsen für die als Hypotheken verbleibenden Restkaufgelder, gerechnet zu 5% von 58000 Mk. . . .	2900,00
		Geschäftsgewinn, wovon der Lebensbedarf und die Verzinsung der Anzahlung bestritten werden muß . . .	2610,39
Summa	8339,69	Summa	8339,69

Die Zahlen sind hier die nämlichen wie die bei der vorhergehenden Betrachtung verwendeten, also gelten dafür auch alle vorher entwickelten Folgerungen.

Nach dem hier gegebenen Schema muſs man jeden Apothekenkauf betrachten, wenn man eine Schätzung des wirtschaftlichen Wertes vornehmen will. Man ist dadurch von der Schätzung nach dem „Umsatz" völlig frei. Können die für diese Berechnung erforderlichen Zahlen nicht in zuverlässiger Weise herbeigeschafft werden, dann verzichtet man am besten auf den Kauf. Wenn keinerlei Buchführung vorhanden ist, aus der man die im vorhergehenden empfohlene Zusammenstellung machen kann, dann ist etwas˙ faul. Es fehlt dann der Wille, den Käufer klar sehen zu lassen. Man muſs nicht denken, daſs die Apotheker, welche eine Buchführung nicht haben, immer dazu nicht geschickt genug oder zu träge sind oder zu wenig Zeit haben. Die Hineingefallenen, die zu teuer gekauft haben oder dies wenigstens glauben, oder die auch nur glauben, daſs sie den gezahlten Preis nicht wieder bekommen werden, oder die bald mit Vorteil verkaufen wollen, legen keine Buchführung an, damit ein Käufer die Wahrheit nicht merkt, ebenso wie sie dieselbe nicht gemerkt haben. Sie wollen „nach dem Umsatz" verkaufen, ebenso wie sie nach dem Umsatz gekauft haben. Sie haben vielleicht den Umsatz vermehrt, indem sie Weinhandel mit sich selber trieben oder sonst durch ein nichts einbringendes Geschäft die Einnahme vermehrten. Statt so etwas unvorsichtiges zu thun, wie kaufmännische Bücher führen, schreiben sie lieber die Pinsel, Verbandstoffe, Diphtherieserum in die Rubrik Rezeptur, ebenso die Ergebnisse eigenen Kurierens u. dgl., damit der grüne „Käufer nach dem Umsatz" sich nach seinem Belieben verrechnen kann. Ich bin öfters Sachverständiger in Prozessen zwischen Käufer und Ver-

Wertschätzung des Kaufgegenstandes. 45

käufer gewesen und habe da die sonderbarsten Sachen zu hören bekommen. In den Angeboten, welche von Agenten und mittelbar also auch von den Verkäufern zur Zeit gemacht werden, ist dem Grundsatz, dafs das als Anzahlung aufgewendete Kapital 12—15 % verdienen soll (oder nach Abzug der für die Anzahlung zu zahlenden Zinsen 7—10 %), nur in den seltensten Fällen entsprochen. Ich habe mir etwa 60 Angebote verkäuflicher Apotheken verschafft und darunter 3—4 gefunden, die billigen Anforderungen genügten. Das waren lauter solche, die sich nachweislich in guter Verfassung unter gewandten Besitzern befanden. Bei etwa 10 war die Verzinsung der Anzahlung nur 6—7% statt 12—15. Das waren namentlich Geschäfte in sehr grofsen Städten und in „schöner Gegend", aber auch zwei ganz herabgekommene. Sie zu kaufen, wäre der helle Wahnsinn gewesen. Für eins derselben, das als sehr hebungsfähig bezeichnet wurde, weil es sehr verwahrlost wäre, folgt als abschreckendes Beispiel die Gewinnberechnung:

Apotheker N. N. Berlin.

Geforderter Preis 535 000.   Anzahlung 100 000.

Einnahmen:		**Ausgaben:**	
Im Apothekengeschäft	41 500	Für das Apothekengeschäft	19 413
Mieten	6 000	Für das Grundstück	?
		5% Zinsen von 535 000 Mk. . .	26 750
		Gewinn	1 337
Summa	47 500	Summa	47 500

Bei den übrigen kam man auf eine Verzinsung zwischen 8—10%, also auch noch viel zu wenig. Diese Gewinne berechneten sich nach den von den Verkäufern gemachten Angaben, waren also offenbar eher zu hoch als zu niedrig. Alle diese Apotheken — es werden jedenfalls jetzt weit über 100 ausgeboten — sind seit Jahren verkäuflich, aber es finden sich keine Käufer zu den geforderten Preisen, weil sie augenscheinlich zu hoch sind. Zu welchen Preisen schliesslich verkauft wird, entzieht sich der allgemeinen Kenntnis. Sie sind aber jedenfalls wesentlich niedriger, als die in den Angeboten geforderten.

Es ist klar, dafs der Zinsfufs der Hypotheken bei der Gewinnberechnung eine bedeutende Rolle spielt. Wie nun viele Käufer glauben, mit einem Rezepturgeschäft am besten zu fahren, so begehen auch viele den Irrtum, einen niedrigen Zinsfufs für die Hypotheken für einen Vorzug zu halten. Das Gegenteil ist der Fall. Kaufe ich eine Apotheke, deren Hypotheken alle mit 5% verzinst werden, so kann ich den Zinsfufs vielleicht erniedrigen, dadurch, dafs ich billigeres Geld bekomme und Abzahlungen leiste. Ist dagegen der Zinsfufs durchweg 4%, so habe ich daraufhin ohnehin schon einen höheren Preis gezahlt. Der Zinsfufs von 4% wird wahrscheinlich über kurz oder lang erhöht werden und damit wird nicht nur der Gewinn kleiner, sondern der Kapitalwert des Geschäfts geht entsprechend zurück.

Nachdem man sich so weit möglich von der Rentabilität des Geschäftes überzeugt hat, gilt es, auf die besonderen Verhältnisse einzugehen, welche oftmals wesentlich den Wert des zu erstehenden Objektes beeinflussen.

Bei der Differenz zwischen den Preisen des Handverkaufs und der Rezeptur ist es von Wert, zu wissen, was der Verkäufer unter Rezeptur versteht. Man frage denselben zu diesem Zwecke, ob er als Rezeptur nur von Ärzten verschriebene Rezepte rechnet oder auch Handverkaufartikel, die er zum Rezepturpreise abgiebt. Letzterer Fall ist ein sehr häufiger und für den Nachfolger gefährlicher, denn er legt ihm meist die Last und Verantwortlichkeit des Kurierens auf, macht ihn aufserordentlich abhängig vom Personal und läfst schwer eine freundschaftliche Stellung zu den Ärzten zu. Auf jeden Fall aber zeigt diese Art der Rechnung der Rezeptur, dafs der Verkäufer für notwendig hält, sein Geschäft zu schmücken. Im übrigen wird er alle Fragen in Besorgnis vor dem Bleistift in der Hand des Käufers wahrheitsgetreu beantworten, da ihm jede Unwahrheit, die ihm nach stattgehabtem Verkauf nachgewiesen wird, mehr kosten könnte, als sie ihm einbringt, wenn sie nicht entdeckt wird. Auf wie sonderbare Verhältnisse man durch solche Fragen öfter kommt, möge folgender Fall zeigen. In dem verkäuflichen Geschäfte einer mitteldeutschen Stadt ist eine Rezeptur von 20000 Mk. angegeben. Auf näheres Eingehen findet sich, dafs von dieser Rezeptur etwa 10000 Mk. für Arzneimittel einkommen, welche einer Buchhandlung à la „Ärztliches Hausbuch" geliefert werden. Diese 10000 Mk. waren der Rest des Rezepturbetrages, nach Abzug von 40% Rabatt, also thatsächlich Resultat eines zweifelhaften, von der Regierung leicht zu unterdrückenden Grossogeschäftes mit mäfsigen Handverkaufspreisen. Dessenungeachtet waren sie als Rezeptur gebucht.

Ferner untersuche man, ob die Rezeptur hauptsächlich aus Privatkundschaft oder aus vielen und namentlich grofsen Kassen sich ergiebt und wie diese Kassen sich dann auf etwaige Konkurrenzgeschäfte verteilen. Im allgemeinen ist eine bedeutende Kassenrezeptur eher ein Vorteil als ein Nachteil, weil man keine Ausfälle zu gewärtigen hat, vorausgesetzt, dafs die Kassenmitglieder in irgend eine beliebige Apotheke gehen können oder ein Wechsel der Lieferung zwischen den konkurrierenden Geschäften stattfindet. Gefährlich dagegen können sie werden, wenn ein regelmäſsiger Wechsel der Lieferung nicht stattfindet und keine Kontrakte vorhanden sind, welche auch einen etwaigen Nachfolger als Lieferanten einschlieſsen. In solchem Falle benutzt die mit den örtlichen Verhältnissen besser vertraute Konkurrenz gern die Unerfahrenheit des neuen Kollegen, um derartige Kassen für sich zu gewinnen. Die gleiche Gefahr ist vorhanden, wenn irgend ein Arzt die betreffende Apotheke besonders bevorzugt. Dem Verfasser ist ein Fall bekannt, in welchem ein sehr beschäftigter Arzt seine Patienten in eine bestimmte Apotheke wies. Nach Übergang des Geschäfts an einen neuen Besitzer schenkte er den Anbohrungen eines anderen Apothekers Gehör und wies ihm die Rezepte zu. Der Erfolg war denn ein so gründlicher, daſs die Rezeptur in einem Jahre von 26000 Mk. auf 18000 bis 20000 zurückging. Auch in dieser Hinsicht also heiſst es, die Augen offen halten.

Hier mag die Stelle sein, darauf aufmerksam zu machen, daſs es notwendig ist, sich zu orientieren, in welcher Weise der Verkäufer sein Geschäft gemacht hat. Meist wird man aus der Lage des Geschäfts, aus der Entfernung und Zahl von Konkurrenzapotheken, deren Verhältnis von Rezeptur zum Handverkauf, der Erscheinung und dem Gebahren des Besitzers schon einen ungefähren Schluſs ziehen können, ob das Geschäft gewaltsam gesteigert, oder durch auſsergewöhnliche Gewandtheit des Besitzers zu ungewöhnlicher Höhe gehoben ist, oder ob es bei auſsergewöhnlicher Höhe des Umsatzes dies der Unfähigkeit eines Konkurrenten verdankt, oder endlich, der seltenere Fall, ob es sich auf auſsergewöhnlich niederer Stufe befindet. In allen Fällen, wo der Umsatz gröſser ist als derjenige der Nachbarapotheken, was man mit annähernder Wahrscheinlichkeit leicht in letzteren erfahren kann, sei man vorsichtig, es sei denn, dafs die günstigere Lage das Übergewicht erklärt. Freilich wird unter „günstiger Lage" nicht immer dasselbe verstanden. In einer kleinen Stadt ist eine günstige Lage, d. h. im Hauptverkehr befindliche, immer viel wert. In einer grofsen Stadt giebt es zweierlei gute Lagen: solche für die Rezeptur und solche für den Handverkauf. Für die Rezeptur günstig kann ein Geschäft in einer Vorstadt gelegen sein, während die Lage im Zentrum grofser Städte für die Rezeptur meist ungünstig ist. Dagegen sind sehr grofse Geschäfte nur im Zentrum grofser Städte möglich. Sie machen sich dort freilich nicht von selbst, sondern bedürfen sehr tüchtiger, intelligenter Arbeit. Diese lohnen sie dann aber auch sehr dankbar, Dank ihrer Lage. Dann sind sie aber keine einfachen Apotheken mehr.

Die Günstigkeit der Lage wird nun freilich von den einzelnen Personen sehr verschieden beurteilt. Mancher glaubt, dafs die Lage an einem Platze an und für sich schon günstig wirke. Dies ist jedoch nicht immer der Fall. Vielmehr kommt es darauf an, ob der Platz belebt und die Stelle, an welcher die Apotheke liegt, vorzugsweise zugänglich ist. Im allgemeinen wird nicht die offene Lage des Geschäfts die gute Geschäftslage bedingen, sondern der sich in der Nähe bewegende Verkehr. Daher beachte man zu verschiedenen Tageszeiten die Strömung desselben in den verschiedenen Strafsen. Übrigens kann man sich nur in kleinen und Mittelstädten darauf verlassen, dafs eine relative Höhe des Umsatzes sich nur der lebhaften Lage wegen erklärt. In grofsen Städten ist der Umsatz nicht ganz von der Lebhaftigkeit des Verkehrs abhängig. Es kann da im Zentrum eine Stadtgegend aufserordentlich lebhaft und verkehrsreich sein, weil eine

Anzahl Strafsen dorthin münden und Verkaufsstätte sich an Verkaufsstätte reiht. Allein der Apotheke braucht das nicht zugute zu kommen, weil man doch nach ihr nicht gern weit läuft, sondern mehr geneigt ist, die nicht aufschiebbaren Geschäfte in nächster Nähe der Wohnung abzumachen. Die Leute, welche im Zentrum der Stadt die Strafsen beleben, wohnen aber nur zum allerkleinsten Teil dort. So ist es zum Beispiel einer Berliner Apotheke in einer der verkehrsreichsten Teile der inneren Stadt, als immer mehr Wohnungen durch Läden verdrängt wurden, nicht möglich gewesen, sich zu erhalten. Schliefslich auf den Rezepturumsatz einer Landapotheke herabgesunken, mufste sie in einen andern Stadtteil verlegt werden, d. h. eigentlich, sie ging ein.

Was die Schlüsse auf die Art der Geschäftsleitung aus dem Verhältnis von Rezeptur und Handverkauf betrifft, so wird man im allgemeinen gut thun, folgendes zu beachten: Rezeptur und Handverkauf hatten früher in den meisten Geschäften etwa gleichen Anteil am Zustandekommen des Umsatzes. Dies hat sich in der neueren Zeit vielfach geändert, infolge der bedeutenden Umwälzungen, welche das Apothekergeschäft erfahren hat. Trifft man nun eine Apotheke, bei welcher der Handverkauf die Rezeptur überwiegt, so kann man überzeugt sein, dafs die Geschäftstüchtigkeit des Besitzers dieses Überwiegen verursacht hat. Denn während die Rezeptur bei sonst tüchtiger Führung der Apotheke von der Lage abhängig ist und nur in den seltensten Fällen sich steigern läfst, so ist dies beim Handverkauf leichter ausführbar, wenn auch durchaus nicht so leicht, wie dies manche junge Kollegen glauben. Man prüfe sich daher, ehe man solche Apotheke übernimmt, deren bisheriger Besitzer ein so tüchtiger gewandter Geschäftsmann ist, dafs er imstande gewesen ist, den Handverkauf weit über den Rezepturbetrag zu bringen, weislich, ob man fähig sein wird, erfolgreich in seine Fußstapfen zu treten. Den Umsatz so zu erhalten, ist dann allerdings weit weniger schwer und im allgemeinen zeigt sich die Richtigkeit des Satzes: Was einmal vorn ist, hat leicht vorn bleiben.

Allein andererseits sind Apotheken mit wenig Rezeptur und viel Handverkauf wiederum solchen vorzuziehen, deren Umsatz namentlich aus Rezeptur besteht. Dies klingt paradox. Darum ist es nicht minder wahr, daß eine reichliche Rezeptur, mit allen dadurch bedingten Rücksichten, den Besitzer von der Einsetzung seiner vollen Kraft zur Entwicklung seines Geschäfts in kaufmännischer Hinsicht zurückhält. Dieser Umstand ist es einzig und allein, welcher uns den Drogenhandlungen gegenüber immer den Kürzeren ziehen läßt und verhindert, daß die Apotheker wirkliche Geschäftsleute werden. Viele bringen es zu keinem rechten Geschäftsaufschwung aus Angst vor den Ärzten, die sich an der Sorge um den Handverkauf ärgern könnten. Wo wenig Rezeptur bei viel Handverkauf ist, da erfreut sich der Geschäftsinhaber weit größerer Freiheit für sein Handeln. Wirkliche Geschäftstüchtigkeit, Fleiß und kaufmännisches Geschick wird daher viel besser in einer Apotheke gedeihen und Erfolge haben, in der die Rezeptur verhältnismäßig gering ist.

Freilich ist zu berücksichtigen, daß eine hohe Rezeptur bei wenig Handverkauf die Hoffnung zuläßt, den letzteren zu heben. Bei diesem Heben geht aber meist ein Teil der Rezeptur durch die Empfindlichkeit der Ärzte verloren. Daher rechne man nie auf die Hebungsfähigkeit.

Wie Geschäfte zuweilen gemacht werden, davon mögen hier einige Beispiele aus der Wirklichkeit noch warnend Platz finden. In einer bekannten militärreichen Mittelstadt gab es in den sechziger Jahren eine Apotheke, in welcher die Kurpfuscherei mit einer so bodenlosen Freiheit getrieben wurde, daſs eine groſse Zahl der mit geheimen Krankheiten behafteten Soldaten der Garnison sich daselbst verbinden, stechen und schneiden lieſsen. Schlieſslich wurde das Treiben doch wohl zu bunt und der kurpfuscherische Kollege verkaufte und zwar an einen ganz unschuldigen, unbedeutenden Mann, der weder moralisch noch als Geschäftsmann imstande war, seinem Vorgänger nachzueifern. In wenig Jahren muſste er mit bedeutendem Verluste wieder verkaufen. In einem anderen Geschäft derselben Stadt fanden sich zum Erstaunen der Armenverwaltung allgemach fast alle Armenrezepte zusammen, trotzdem die Armen doch in jede beliebige Apotheke gehen konnten. Als Ursache fand sich dann, daſs der gute Kollege eingeführt hatte, daſs jeder, der in seine Apotheke ein Armenrezept brachte, bei einem Betrage über 1 Mk. einen Groschen und unter 1 Mk. einen Sechser bekam. Nach Verkauf der Apotheke kamen die anderen Apotheker hinter die Ursachen, welche ihre Armenrechnung so beeinträchtigt hatten, und den Nachfolger traf der unausbleibliche Rückschlag: Von nun an wechselte die Armenrechnung zwischen den Apotheken. Dass „Schmieren" von Kassenvorständen, freie Speise und Trank für einfluſsreiche Persönlichkeiten, überhaupt Ausgaben, welche sich im Kassenbuch nicht finden können, Kriechen und Bücken für nicht wenige Geschäfte Mittel sind, um den Umsatz zu erhalten, daran sich zu erinnern, ist immerhin ein Vorteil. Allein allzuviel Gewicht ist darauf wohl nicht zu legen. Diese Mittel, ein Geschäft zu heben, welche von manchen für „nobler" gehalten werden als die naturgemäſsen, welche in kräftiger Geschäftsthätigkeit bestehen, sind für den Nachfolger meist leicht zu entbehren, und wenn er keinen Geschmack daran findet, durch bessere zu ersetzen.

Wenn die Unfähigkeit der Konkurrenz als beeinflussend auf den Wert eines Geschäftes hingestellt wurde, so geschah dies auch im Hinblick auf Fälle aus der Wirklichkeit. In einer mitteldeutschen Stadt mit zwei Apotheken war der Besitzer der einen ein bekannter Grobian und kleinlicher Pfennigmacher, der im Laufe der Jahre der Konkurrenzapotheke zu einem glänzenden Geschäft verhalf. Der Besitzer der letzteren war sich sehr wohl bewufst, auf welcher Pulvermine er schlief, und verkaufte, aus Sorge, dafs sein Nachbar noch vor ihm verkaufen und einem besseren Geschäftsmann und gefährlicheren Konkurrenten Platz machen könnte. Der Nachfolger kam im Verlaufe eines Jahres hinter die geheimen Verkaufsgründe seines Vorgängers und halste das Geschäft einem Andern auf und so fort, bis schliefslich den letzten die Hunde bissen, d. h. der unausbleibliche Rückgang seines Geschäfts ihn traf, als die Nachbarapotheke nun wirklich in den Besitz eines jungen, rührigen und gewandten Geschäftsmannes überging.

Dafs man ein Geschäft kaufen kann, das auf aufsergewöhnlich niedriger Stufe sich befindet, ist übrigens ein ziemlich seltener Fall. Die Besitzer derartiger Geschäfte sind nämlich meist so konservativ, dafs sie lieber ihr altes, sie doch vielleicht nährendes Geschäft, das sie möglicherweise einst billig erstanden haben, behalten, als es verkaufen mit der Gefahr, anderwärts noch schlechter zu fahren. Während daher ihre Nachbarn aus Furcht, ihre gewinnbringende Konkurrenz doch einmal mit einer gefährlicheren vertauschen zu müssen, alle Augenblicke wechseln, sitzen sie fest und zufrieden auf ihrem Eigentum und trommeln vergnügt den Dessauer Marsch. Verkaufen sie dann endlich, dann soll der Käufer um so mehr bezahlen, weil das Geschäft hebungsfähig sei. Das ist nun zwar in der That ein beachtenswerter Vorteil, allein man sollte darauf auch nicht zu viel geben. Denn zur Hebung gehört erstens wiederum, was zum Kauf notwendig war: Geld, dann Zeit und Arbeit und endlich geschäftsmännische Begabung. Kann man daher auch einen geringen Spekulationsvorteil an den Verkäufer gewähren, so darf man sich durch seine Einbildungen und Hoffnungen hinsichtlich der Zukunft doch nicht hinreifsen lassen. Gar manche solcher Spekulationen hat sich nachmals einfach als zu teurer Kauf erwiesen, weil die zur Hebung des Geschäftes erforderlichen Kosten zusammen mit dem hoch bemessenen Preise den schliefslich erreichten Vorteil verschlungen hatten. Jedenfalls lasse man sich niemals die Hebungsfähigkeit einer Apotheke einreden, wenn dieselbe dadurch begründet wird, dafs sie früher einen gröfseren Umsatz gemacht habe. Das beweist gar nichts, wie der Rückblick auf das obige Beispiel zeigen wird, bei welchem eine Hebungsfähigkeit der dauernd gut verwalteten Apotheke, deren Umsatz durch die Unfähigkeit des Konkurrenten gehoben war, aus dem späteren notwendigen Niedergange nicht zu folgern ist. Dieser Niedergang war eben nicht Folge der Unfähigkeit des Besitzers, sondern die Folge davon, dafs die Leitung der Konkurrenzapotheke eine normale wurde. Der junge Anfänger thut überhaupt wohl, auf die Hebungsfähigkeit eines Geschäftes nicht zu spekulieren und lieber mit dem Sperling in der Hand zu rechnen als mit den Tauben auf dem Dache. Eine Apotheke zu heben, ist sehr schwer und sehr zeitraubend, überhaupt nur wenigen Leuten gegeben. Freilich bildet sich mancher ein, dafs der Fortschritt seines Geschäfts seiner geschäftsmännischen Produktivität zuzuschreiben sei, während doch die Verhältnisse ohne sein Zuthun denselben bewirkt haben. Die Selbstgefälligkeit geht in dieser Hinsicht unglaublich weit, sodafs man sogar die Behauptung hören kann, dieser oder jener Apotheker habe sein Geschäft nach 1—2 Jahren mit grofsem

Vorteil verkauft, nachdem er es bedeutend gehoben habe. Das zu glauben, kann nur der äufsersten Leichtgläubigkeit einfallen. Solche Hebungen des Umsatzes lassen sich, von wunderseltenen Ausnahmen abgesehen, in 2 Jahren höchstens auf dem geduldigen Papier bewerkstelligen. Wir leben überdies jetzt in ganz anderen Verhältnissen als vor 40 Jahren. Damals konkurrierten nur Apotheker mit Apothekern und es fand ein Übergang statt vom alten, ruhigen, soliden Apothekergewerbe zu dem mit Spezialitäten stark durchsetzten Arzneiwarenhandel der Neuzeit, wo die Apotheken so wesentlich noch durch die Drogenhandlungen beeinträchtigt werden. Damals gelang es nicht selten, den Umsatz einer neu erworbenen Apotheke in 3—4 Jahren wirklich zu steigern nur durch Einführung von Spezialitäten. Heute hoffe niemand auf solchen Erfolg, sondern rechne als Ursache zur Steigerung des Umsatzes höchstens auf voraussichtliche Bevölkerungszunahme. Hat doch die bedeutende Vermehrung der in den Apotheken verkauften Gegenstände, die Spezialitäten, Verbandmittel, Weine, Thee, Chokolade u. dgl. trotz Zunahme der Bevölkerung vielfach eine Steigerung des Umsatzes nicht und eine Besserung der Rentabilität, und diese allein kommt ja in Betracht, keinesfalls bewirken können. An dem, etwa durch die Bevölkerungszunahme gesteigerten Umsatz in Arzneiwaren nehmen eben auch noch die Drogengeschäfte und viele andere Handlungen teil.

Von Käufern wird oftmals grofser Wert darauf gelegt, ein Privilegium zu erstehen, gegenüber der mit ungünstigen Augen angesehenen Konzession. Ich setze hier voraus, dafs dem Leser der rechtliche Unterschied dieser beiden Kategorieen von Apothekengerechtigkeiten, wie er sich in den verschiedenen Ländern stellt, wohl bekannt ist. Auf diesen Unterschied wird jedoch im allgemeinen ein zu grofser Wert gelegt, und der Käufer namentlich ist wohl

Personalkonzessionen gegenüber mitunter zu zaghaft. Die Realprivilegien haben nur dann einen wirklichen Wert gegenüber den anderen Apotheken, wenn sie **Exklusivprivilegien, Privilegien mit Verbietungsrecht,** sind. Diese sind nur in einer ganz verschwindend kleinen Zahl vorhanden. Sie gewähren allerdings die Sicherheit für ihren Besitzer, daſs er bis zu einer gewissen Grenze die Konkurrenz einer neuen Konzession ausschlieſsen kann. Ein Privilegium ohne Verbietungsrecht aber ist nur einer Realkonzession im Werte gleich zu achten. Es unterscheidet sich von dieser eigentlich nur dadurch, daſs es ein auf einem bestimmten Grundstück ruhendes, mit Hypotheken zu belastendes Recht ist, während die Realkonzession ein zwar veräuſserliches Recht darstellt, welches aber nicht mit dem Grundstück unauflöslich verbunden zu sein braucht. Eine Realkonzession kann daher unter Umständen, ohne Grundstückverkauf, auch verlegt werden, das Privilegium nur dann, wenn sämtliche Hypothekengläubiger damit einverstanden sind. Noch beweglicher als diese beiden Kategorieen ist die Personalkonzession. Diese kann eigentlich nicht von einem Besitzer auf den andern durch Kauf übergehen, sondern darf dem Sinne nach nur von der zuständigen Behörde von einer Person auf die andere übertragen, aber auch mit Zustimmung der Behörde beliebig verlegt, dagegen nicht mit Hypotheken belastet werden. Wenn daher eine Personalkonzession nach Kaufabschluſs an einen neuen Bewerber durch die Behörde übertragen worden ist, so ist Gefahr nicht für diesen, sondern, wofern nicht eine sehr bedeutende Anzahlung geleistet worden ist, für den Vorbesitzer vorhanden. Denn wenn der neue Besitzer Bankerott macht, weil er wirtschaftlich zu schwach war — er kann ja seine Anzahlung geborgt haben — so verliert er zwar Haus und Warenvorräte und ersteres kann im

Interesse der Hypothekengläubiger verkauft werden, die Konzession ist aber für die Masse wertlos, weil sie nicht verkäuflich ist und daher auch nicht gepfändet werden kann. Dieser Gefahr sind namentlich Verkäufer von solchen Geschäften ausgesetzt, welche in gemieteten Räumen sich befinden. Wenn diese sich nicht den bedungenen Preis für Aufgabe ihrer Konzession haben voll auszahlen lassen, dann sind sie ihrem Käufer auf Gnade und Ungnade ergeben, und wenn sie an einen schließlich in Verzweiflung geratenden armen Schlucker gekommen sind, so können sie ihre als Buchschulden zu behandelnden Restkaufgelder eines schönen Tages unwiederbringlich verloren gehen sehen.

Wenn man meint, daß die drei Arten von Apothekengerechtigkeiten im sehr unwahrscheinlichen Falle des Eintritts von Gewerbefreiheit ein verschiedenartiges Schicksal haben werden, so ist, glaube ich, auf eine Bevorzugung der Realkonzessionen und gewöhnlichen Privilegien gegenüber den Personalkonzessionen garnicht zu rechnen. Abgelöst werden dann wahrscheinlich nur die Exklusivprivilegien, aber wie, das kann man ungefähr aus der Art ersehen, wie die Ablösung in Oels stattgefunden hat, wo als abzulösender Wert derjenige angenommen wurde, den das Privilegium im Jahre 1806 gehabt hat. Man betrachte also gewöhnliche sogenannte Privilegien und die Realkonzessionen nicht als den Personalkonzessionen vorzuziehen. Nur beachte man die Vorsicht, sich zur Bezahlung und Übernahme der Apotheke nur unter der Bedingung zu verpflichten, daß man auch die Konzession zur Weiterführung derselben unter gleichen Bedingungen wie der Verkäufer erhält. Ehe man aber ein Exklusivprivilegium als nicht nur rechtlich, sondern auch in Wirklichkeit weitere Konkurrenz ausschließend betrachtet, sehe man sich doch die Verhältnisse noch genauer an.

Es kommt vor, dafs eine Apotheke für eine Stadt das Verbietungsrecht besitzt; aber an diese Stadt stöfst unmittelbar ein Dorf, welches endlich so grofs wird, dafs es als Vorstadt zu betrachten ist. Dorthin kann dann eine neue Konzession gelegt werden, ohne dafs der Besitzer des Privilegiums es hindern kann. Er bekommt also eine konkurrierende Apotheke trotz seines Verbietungsrechtes, welches man ihm ruhig läfst. Aufserdem darf man auch nicht jedes als Exklusivprivilegium ausgegebene Recht für ein solches halten. Man hole vielmehr jedenfalls, ehe man dasselbe anerkennt, die Ansicht eines Rechts-Sachverständigen oder, um ganz sicher zu sein, diejenige der betreffenden Regierungsbehörde ein. Es sieht dem schlichten Laien manches wie ein Verbietungsrecht aus, was sich schliefslich als gar keines erweist, wenn es zum Klappen kommt.

Die Personalkonzessionen haben nun beim Kauf noch einen besondern Vorzug gegenüber den Realrechten, den nämlich, dafs bei ihrem Verkauf der Kaufstempel oder wie die vom Staat und in den meisten Ländern auch von der Kommune zu erhebende Abgabe sonst genannt sein mag, nur für den Wert der Immobilien, nicht aber für Warenvorräte und Verzichtleistung auf die Konzession erhoben werden kann.

Sollte dereinst Gewerbefreiheit eintreten, ohne eine Ablösung der vorhandenen Rechte, was zwar kaum anzunehmen, immerhin aber denkbar ist, dann glaube man ja nicht, dafs es einen Unterschied macht, ob jemand ein Privilegium oder eine Konzession besitzt. Auch selbst dann, wenn jemand im Besitze eines Verbietungsrechtes sich befindet, das man ihm ruhig lassen mag, wird trotz Ausschliefsung der Konkurrenz der Wert seiner Apotheke durch den sinkenden Preis der übrigen, jeder Konkurrenz frei liegenden Apotheken so erheblich gedrückt werden, dafs das Privilegium kaum noch ein Vorzug sein wird.

Man sieht also, dafs der Vorteil, welchen der Kauf eines Privilegiums bringt, auch wenn es nicht nur ein sogenanntes, sondern ein wirkliches, exklusives ist, immerhin sehr zweifelhaft ist.

In einer einzigen Hinsicht sind die Realrechte vor den Personalkonzessionen bevorzugt. Erstere können hypothekarisch beliehen werden, letztere nicht. Da der Preis nun auch bei den Personalkonzessionen so hoch sein kann, dafs nach Leistung der Anzahlung auf dem Grundstück eine höhere Schuld eingetragen bleibt, als dem Wert ohne die Apotheke entspricht, so mufs man darauf rechnen, dafs man nach Kündigung der letzten Hypotheken vielleicht niemand finden wird, der aufs neue Geld darleiht.

Besichtigung und Erkundigung.

Wer auf die Reise geht, um wegen einer Apotheke mündlich zu unterhandeln oder einen Vertrag abzuschliefsen, vergesse ja nicht, sich eine Pafskarte zu besorgen, da er sonst keine giltige Unterschrift geben kann.

Nachdem man, meist in der Privatwohnung des Verkäufers, die Thatsachen festgestellt hat, auf welche man eine Rentabilitätsberechnung allenfalls gründen kann, kommt man zur Besichtigung des Grundstücks und des Geschäfts. Hierbei wird meist die gröfste Diskretion gefordert, auf die man billig eingehen mag, jedoch nicht so sehr, dafs man nicht alles wichtige sehen sollte. Man lasse sich in jeden nicht vermieteten Raum führen und widme allen wichtigen Dingen seine Aufmerksamkeit. Durch Bequemlichkeitsrücksichten lasse man sich von nichts zurückhalten. Wenn auch der Verkäufer sagt: Auf den Glasboden wollen wir wohl nicht erst hinaufsteigen, oder: Der Keller ist ganz dunkel, da gehen wir wohl nicht erst hinunter; nur überall hingegangen und die Augen klar aufgemacht! Im Keller kann Wasser stehen, es kann Jauche oder Tagewasser eindringen, das Fundament kann schadhaft sein, die Treppe mit Einsturz drohen. Auf dem Boden könnten sich faule Balken, eingesetzte Stützen, verwahrlostes Dach, Schwamm auf der Mauerleiste finden. Auf dem Kräuterboden öffne man einige

Behältnisse für Waren, um das Holzwerk auf Wurmstich, die Ware auf Feuchtigkeit mit raschem Blick anzusehen. Im Medizinalkeller beachte man die Signaturen, ob sie abblättern, wie dies in besonders feuchten Kellern häufig ist, in der Apotheke sehe man zu, ob das Holz der Kästen wurmstichig ist, ob in den untern Kästen die Waren dumpfig sind, ob die Einrichtung derjenigen der Konkurrenzgeschäfte entspricht. In den Stofskammern sehe man die Siebe an, im Laboratorium wenigstens den Dampfapparat. Dieses Umhergehen hat auch noch den Zweck, dafs man sieht, was mit verkauft werden soll. Man lasse sich auch ausdrücklich versichern, dafs alle in Augenschein genommenen Räume zum Grundstück gehören. Es kommt nämlich auch vor, dafs als zum Grundstück gehörig Räume gezeigt werden, die nur gemietet sind. Auch die Gehilfenzimmer nehme man von der Besichtigung nicht aus.

Zur weiteren Kenntnis des zu kaufenden Objektes bedarf es noch der Einziehung mancher Erkundigungen. Zwar wird jeder unter den an den Verkäufer zu stellenden Fragen auch die sich haben beantworten lassen, ob eine Neukonzessionierung in naher Aussicht stehe. Allein die darauf erhaltene Antwort hat nur mangelhaften Wert. Man gehe daher frisch und frei zum Bezirksarzt oder Kreisarzt und frage diesen um seine Meinung über die Aussicht auf eine Konkurrenzapotheke, oder aber man nehme einen auf zukünftige Konkurrenzkonzessionen Rücksicht nehmenden Satz in den Kontrakt auf.

Sollte es bei Gelegenheit des Angebotes noch nicht geschehen sein, so ist es jetzt auch an der Zeit, sich genau über die Lage der Hypotheken zu orientieren. Dies ist ein Punkt von hervorragender Wichtigkeit, an dem schon, wenn er nicht hinreichend beachtet wurde, zahlreiche Existenzen gescheitert sind. Es giebt Apotheken, auf welche Hypotheken in gröfserer Anzahl eingetragen sind, von denen man sagen kann, dafs im Fall der Kündigung kaum wieder Geld zu erhalten sein dürfte. Wird dann eine solche Hypothek gekündigt, dann sieht sich der neue Besitzer gar leicht gezwungen, zu verkaufen, um mit der erhaltenen Anzahlung die gekündigte Hypothek auszuzahlen. Man versichere sich daher bei allen Hypothekengläubigern, welche nicht ganz sicher erscheinen, durch Nachfragen, ob sie ihr Geld beim Besitzwechsel stehen lassen werden. Eine Apotheke aber mit unsichern Hypotheken kaufe man überhaupt nicht, zumal wenn es sich um eine Personalkonzession handelt, da solche über den Wert des Hauses hinaus garnicht hypothekarisch beliehen werden kann.

Schliefslich sei noch auf einen Punkt aufmerksam gemacht, der nicht unmittelbar zum Geschäft gehört, aber dennoch schwer genug in die Wagschale fällt. Ehe man zu einem weiteren Schritte vorgeht, d. h. in Verhandlungen über die näheren Bedingungen des Verkaufs eintritt, suche man seiner Frau oder Braut Gelegenheit zu geben, die Wohnräume in Augenschein zu nehmen. Der Mensch lebt nicht vom Brot allein, sondern bedarf zu seinem Behagen auch einer angenehmen Behausung. Der Mann mag ein gutes Geschäft gekauft haben, überhaupt in seinem Wirkungskreis alles vorzüglich finden und sich in ihm wohl fühlen, so wird schliefslich auch die beste Frau, auch ohne ihre Absicht, ihre eigene Enttäuschung über die Wohnräume, welche ihr nicht zusagen, auf den Mann übertragen und die Zufriedenheit wird während der ganzen Dauer des Besitzes nicht aufkommen. Hat die Frau vor dem Kaufabschlufs die Wohnräume gesehen und sich mit dem Vorsatz des Mannes einverstanden erklärt, dann werden nach stattgehabter Übernahme auch beide in Einigkeit die nach jedem Kauf unausbleiblichen Enttäuschungen ohne Murren und gegenseitige Beunruhigung ertragen. Weiter aber als in dem hier angedeuteten Mafse lasse man die Frau beim Kaufgeschäft nicht mitwirken, so wie man sich auch die Einmischung der Frau auf der Seite des Verkäufers verbitten mufs, wenn dieselbe versucht werden sollte. Frauen sind kleinlich und ihre Beteiligung an derartigen, durch den Mann in gröfserem Stil zu führenden Geschäften. hat fast stets den Erfolg, dafs Käufer und Verkäufer nach der Übergabe auseinander geraten. Bei Kaufgeschäften um Hunderttausende von Mark sind sie im Stande, um die Gehilfenbetten, Handtücher, Lampen und Laternen zu mäkeln und ein bis dahin gutes Verhältnis zwischen den Männern ganz zu verfahren. Den Schaden trägt dann fast immer der Käufer, da er in vieler Hinsicht auf gute Beziehungen zum Vorgänger angewiesen bleibt. Man lasse also die Frauen, nachdem man ihnen die Wohnung gezeigt und sich ihrer Zustimmung zu dem zu machenden Geschäft versichert hat, im übrigen ganz aus dem Spiel.

Mit zur Besichtigung gehört natürlich auch die Einsichtnahme in die Buchführung. Über diese ist das erforderliche von Seite 37 an gesagt.

Der Besichtigung habe ich überhaupt einen eigenen Abschnitt nur deshalb gewidmet, weil ich allgemach zu der Erkenntnis gekommen bin, dafs die meisten Apothekenkäufe deswegen zu teuer sind, weil das Haus zu hoch bezahlt wird. Gewöhnlich sind die Apotheken, wenigstens die Realgerechtigkeiten, in alten Häusern, die nicht nur alle Mängel altertümlicher Bauart an sich tragen, sondern nicht selten geradezu baufällig sind. Diese werden immer zu dem Preise, als wären sie neu, weiter verkauft, bis dann schliefslich doch einmal „den letzten die Hunde beifsen".

Kaufbedingungen.

Hat man das Objekt vorläufig als preiswürdig anerkannt, so mag man sich noch fragen, ob man nötig hat, schnell zuzugreifen, oder ob man wohl thut, sich Zeit zu nehmen. Das letztere ist auf alle Fälle geratener. Man bespreche sich mit dem Verkäufer vorläufig über die näheren Bedingungen des Kaufes und überlege sich diese bis zum nächsten Tage, da erfahrungsgemäfs nach Verlauf einer Nacht die Eindrücke des vorigen Tages viel vorurteilsfreier überdacht werden können. Allein noch etwas anderes wird sich nötig machen, wenn der Käufer nicht ein schon erfahrener Geschäftsmann ist, der die Verhältnisse der Gegend und womöglich der Stadt, in der er kaufen will, genau kennt. Es ist jetzt der Zeitpunkt, für den der Käufer einen erfahrenen Apotheker als Berater an der Hand haben mufs, der imstande ist, die Lage unparteiisch zu beurteilen. Zu solchen Beurteilern eignen sich meist nur in der Vollkraft des Schaffens stehende Männer, die selber ihr Bündel Sorgen tragen gelernt haben und es noch tragen, am wenigsten alte Herren, welchen die goldenen Zeiten der Apothekerei von früher her noch in den Gliedern liegen. Auch der Verkäufer kann jetzt einen Berater brauchen, damit ihn nicht nachträglich reut, überhaupt verkauft zu haben, oder doch nicht die richtigen Bedingungen gestellt zu haben. Es sind stets Hunderte von Apothekern ohne Geschäft, welche es schwer bereuen, dafs ihnen in einer galligen Stunde die Lust kam, zu verkaufen, und die nun nicht imstande sind, den begangenen Fehler wieder gut zu machen.

Bei der aufserordentlichen Verschiedenheit der Kaufobjekte läfst sich über die Bedingungen etwas einigermafsen erschöpfendes nicht sagen. Auf hauptsächliche Punkte soll aber hingewiesen werden, da oft genug in unverantwortlicher Weise dagegen gefehlt wird. Diese Bedingungen beziehen sich auf den Gegenstand und die Art der Übergabe, die Anzahlung, die Restkaufgelder, deren Verzinsung und Amortisation, die Zeit der Übernahme, etwaigen Rücktritt vom Kaufe. Über alle vereinbarten Bedingungen mache man sich gemeinschaftlich mit dem Verkäufer Notizen, damit diese später als Grundlage für den vom Rechtsanwalt aufzusetzenden Vertrag dienen können. Dagegen lasse man sich ja nicht darauf ein, den Vertrag ohne Hilfe eines Rechtsanwalts zu machen, da man im Verkäufer einen überlegenen Gegner vor sich hat, dessen Überlegenheit durch den Rechtsanwalt, der verpflichtet ist, den Vorteil beider Parteien in gleicher Weise zu wahren, ausgeglichen werden kann. Allein auch der Rechtsanwalt vermag nur, die Verkaufsbedingungen in eine rechtlich bindende Form zu bringen. Ob einer der beiden Vertragschliefsenden einen Fehler, irgend ein unvorsichtiges Zugeständnis macht, irgend etwas notwendiges vergifst, das geht den Anwalt nichts an. Vielmehr müssen die beiden den Vertrag schliefsenden Parteien sich, ehe sie zum Rechtsanwalt gehen, bereits genau überlegt haben, was sie für Bedingungen zu Papier bringen wollen. Trotz des Rechtsverständigen mag aber jede der beiden Parteien noch genau auf den Wortlaut des durch den ersteren in bestimmte Worte gefafsten Vertrages achten und sich an der Redaktion ihr nicht hinlänglich klar erscheinender Stellen beteiligen.

Als Verkaufsobjekt ist zu betrachten das Grundstück mit allen Lasten und Rechten, insbesondere der darauf ruhenden Apothekengerechtigkeit, samt allen in den Geschäftsräumen befindlichen, dem Gebrauch des Geschäfts dienenden Inventarstücken, das Warenlager, etwa auch die Mobilien im Kontor und der Gehilfenstube. Ausnahmen mufs der Verkäufer besonders erwähnen. Ein Streitgegenstand kann namentlich das Warenlager werden, über dessen Höhe sich sehr schwer etwas feststellen läfst. Will man aller Möglichkeiten der Beeinträchtigung durch Zurückgehen des Vorrats vor der Übergabe überhoben sein, so kann man feststellen, dafs das Warenlager bei der Übernahme aufgenommen, abgeschätzt und besonders bezahlt wird. Allein man ist damit auch gerade nicht sehr gebessert, weil man den Verkäufer durch diese Bedingung in den Stand setzt, dem Käufer alle Ladenhüter zu einem hohen Preise aufzuhängen, gröfsere Einkäufe zu machen, an denen er noch Gewinn zu machen gedenkt u. dgl. Es ist dies bei jedem Kauf ein heikler Punkt und man thut daher am besten, sich über die Gröfse des Warenlagers gar keine grofsen Vorstellungen zu machen und lieber im Vertrauen darauf, dafs der Verkäufer es thunlichst verringern wird, den Preis des in Bausch und Bogen zu übernehmenden Geschäftes möglichst gering zu bemessen.

Dies würde für kleine Geschäfte gelten. Bei grofsen, die oft ein Warenlager von 20 000 bis 30 000 Mk. haben mögen, geht man unter allen Umständen am sichersten, wenn das ganze Warenlager oder doch wenigstens die aufserhalb der Offizin befindlichen Vorräte bei der Übernahme festgestellt und für sich bezahlt werden. Anderenfalls läuft der Käufer ziemliche Gefahr, denn es ist unmöglich, durch Vertrag die Gröfse des Warenlagers für den Fall der Übernahme sicher zu stellen.

Handelt es sich um eine Personalkonzession, so ist bei Feststellung des Kaufobjektes zu erwähnen, dafs der Verkäufer auf seine Konzession verzichtet und der Kaufvertrag nur unter der Bedingung Giltigkeit haben soll, dafs dem Käufer von der Regierung die Konzession unter gleichen Bedingungen wie dem Verkäufer übertragen wird. Ferner veranlasse man den Verkäufer, sich zu verpflichten, dafs er in derselben Stadt kein Konkurrenzgeschäft eröffnen will. Es sind Fälle vorgekommen, in denen der Vorbesitzer einer verkauften Apotheke sofort nach stattgehabtem Verkauf ein Detaildrogengeschäft eröffnet hat, durch welches er dem Nachfolger die empfindlichste Konkurrenz machte.

Für den Fall, dafs man ein Geschäft ohne Haus kauft, versäume man nicht, sich für eine Reihe von Jahren die Höhe des Mietspreises für die besonders aufzuführenden Räume sicherstellen zu lassen, sodafs auch jeder Besitznachfolger des Hauses für Einhaltung dieser Bedingung mit verpflichtet wird. Dies kann nur durch Eintrag in das Hypothekenbuch geschehen. Ferner bedinge man sich für den Fall des Verkaufs des Grundstücks das Vorkaufsrecht und womöglich den später zu zahlenden Preis aus.

Von der zu leistenden Anzahlung wird häufig eine sogleich zu erlegende Summe abgetrennt, welche als „Reugeld" verfällt, wenn der Kauf nach erfolgtem Abschlufs rückgängig gemacht wird. Dieses Reugeld mufs in gleicher Höhe für Käufer und Verkäufer gelten. Es hat für beide Teile Vorzüge und Nachteile. Es ist gut, dasselbe nicht zu hoch zu greifen, denn abgesehen davon, dafs man bei hohem Reugeld doch dieselbe Gefahr läuft wie bei einem unvorteilhaften Kaufe oder Verkaufe, so kann ein allzu hohes Reugeld auch mit einiger Aussicht auf Erfolg von dem angefochten werden, der es erlegen soll. In den meisten Fällen ist das Reugeld gefährlicher für den Verkäufer als für den Käufer. Freilich sind die Käufer viel häufiger diejenigen, welche Reugeld zahlen. Allein ich halte dies entweder für einen Beweis, dafs sie sich ohne hinlängliche Sicherheit, die Mittel zum Kauf zu erhalten, auf einen solchen eingelassen haben, oder für den Beweis von Feigheit. Die kaltblütige Rechnung sagt meistens, dafs sie, wenn sie, statt zu zahlen, ruhig übernommen hätten, besser gewirtschaftet hätten. Der Verlust des Reugelds ist ein sicherer, ein Verlust durch zu zahlenden zu hohen Preis zunächst nur ein befürchteter.

Übrigens hält ein Reugeld, und wenn es noch so gering ist, die Möglichkeit des Rücktritts von dem einmal unterschriebenen Vertrag offen. Ein Vertrag, bei welchem Reugeld nicht vorgesehen ist, mufs erfüllt werden.

Das Reugeld, welches vom Käufer nach Vertragsabschlufs bar zu erlegen ist, mufs von dem Tage der Zahlung bis zum Tage der Übernahme ebenso hoch verzinst werden, wie die auf der Apotheke verbleibende Restkaufsumme. Für letztere ist die Verzinsung und die Höhe der Amortisation festzustellen. Jedenfalls mache man zur Bedingung, dafs das Restkaufgeld unkündbar stehen bleibt, bis es durch den Käufer amortisiert ist. Sollten noch frühere Hypotheken zu amortisieren sein, so mufs der Verkäufer auf Amortisation seines Restkaufgeldes solange verzichten, bis die früheren Amortisationsverpflichtungen erledigt sind.

Was die Höhe der Abzahlungen zur Amortisation des Restkaufgeldes betrifft, so liegt hier eine Klippe, an der schon manche gescheitert sind. Man mufs hier mit äufserster Vorsicht berechnen, ob man nach dem zu erwartenden Geschäftsgewinn auch imstande sein wird, die geforderten Summen alljährlich abzuzahlen. Jedenfalls gestehe man dieselben nicht höher zu als man sie leisten könnte, wenn man die ganze Anzahlung verzinsen müfste, d. h. also, nachdem man von dem kaufmännisch zu berechnenden Reingewinn die zum Lebensunterhalt erforderliche Summe abgezogen hat. Damit man aber imstande ist, auch etwaige Zinsen aus eigenem Vermögen oder später zu erwartende Kapitalien noch vorteilhaft auf dem eigenen Grundstück anzulegen, suche man die Bedingung zu erlangen, dafs auch gröfsere Abzahlungen geleistet werden dürfen, welche dann der Hypothek des Vorbesitzers, d. h. dessen Restkaufgeldern dem Range nach vorzutragen sind. Man wahrt sich dadurch die Möglichkeit, durch billiger zu erhaltendes Geld die meist mit höherem Zinsfufs eingetragenen Restkaufgelder zu ersetzen und dadurch an Zinsausgaben zu sparen. Wer im Besitze eines gröfseren Vermögens ist, als zur Anzahlung gefordert wird, der wird trotzdem wohlthun, hinsichtlich der Abzahlungen bei obigem Grundsatz zu bleiben. Denn wenn er sich selbst auch keinen Verlegenheiten in bezug auf die Abzahlungen aussetzt, so werden für ihn doch bei einem späteren Verkauf aus den bewilligten hohen Abzahlungen Schwierigkeiten erwachsen können. Im übrigen ist es vorteilhaft, bestimmte Abzahlungsbedingungen überhaupt festzustellen. Einerseits zwingt man dadurch sich selbst zu ordentlicher Wirtschaft, anderseits werden die Restkaufgelder durch Eingehung einer solchen Verbindlichkeit unkündbar. Es ist also die Pflicht der allmählichen Abzahlung der Restkaufgelder auch gleichzeitig eine durch den Verkäufer gewährte Vergünstigung. Freilich werden Apotheken genug verkauft, bei denen die Restkaufgelder einfach für so und so lange Zeit unkündbar als Hypothek eingetragen werden. Was soll aber werden, wenn sie dereinst gekündigt werden? Dann mufs der Apotheker verkaufen und mit der Anzahlung die Hypothek übernehmen.

Die Zeit der Übernahme sollte in keinem Falle der Zeit des Kaufabschlusses zu fern liegen. Es ist eine sehr natürliche Thatsache, dafs der bisherige Besitzer nach Abschlufs des Kaufs, zumal wenn durch Feststellung eines Reugeldes die Möglichkeit des Rücktrittes vom Kaufe nicht offen gehalten worden ist, die Lust und das Interesse am Geschäft verliert. Er wird für sich selber genug zu sorgen haben, sodafs auch bei gutem Willen dem Geschäft die bisherige Aufmerksamkeit nicht mehr geschenkt wird. Auch das Warenlager und das Inventar pflegt in der Zwischenzeit eine Verringerung eher zu erfahren als eine Vermehrung. Im allgemeinen also wird eine lange Zwischenzeit zwischen Kaufabschlufs und Übernahme zu Ungunsten des Käufers ausschlagen.

Der Vertrag ist im übrigen möglichst so zu halten, dafs er etwaige spätere Streitigkeiten zwischen Käufer und Verkäufer ausschliefst, jedem aber die notwendige Sicherheit gewährt. Hierbei ist noch folgendes zu beachten: Das Gesetz gewährt bei stattgehabten Verkäufen dem Käufer, welcher das Objekt anders findet bei der Übernahme, als ihm vom Verkäufer mitgeteilt worden ist, seinen Schutz nur dann, wenn die fraglichen Eigenschaften als Versprechungen in den Vertrag aufgenommen sind oder wenn die Angaben wider besseres Wissen gemacht sind, um einen Vermögensvorteil zu erlangen. Gesetzt also den Fall, dafs der Käufer versichert hat, in seinem Hause sei der Schwamm nicht, weil er es nicht anders weifs, so wird der Käufer, wenn er später Schwamm vorfindet, einen Anspruch auf Schadenersatz nur dann haben, wenn die Abwesenheit von Schwämmen im Kaufvertrag steht. Ebenso verhält es sich mit allen in bezug auf das Geschäft gemachten Angaben. Auch diese können, in den Vertrag aufgenommen, ohne weiteres zu einer Schadenersatzklage mit Aussicht auf Erfolg benutzt werden, auch wenn der Verkäufer nicht gegen besseres Wissen seine Angaben gemacht hat. Es wird sich aber niemand bereit finden lassen, dergleichen Zusicherungen in den Vertrag aufzunehmen. Im andern Falle müfste ihm **wissentlich** falsche Angabe nachgewiesen werden, was aufserordentlich schwer ist.

Im allgemeinen ist noch zu raten, bei Aufstellung der Bedingungen nicht zu kleinlich zu sein. Wie schon erwähnt, sind es meist die Frauen, welche dies veranlassen, daher sie am besten bei den Kaufbedingungen ganz aus dem Spiel zu lassen sind.

Übernahme.

Die Übernahme geschieht, indem am bestimmten Tage vor Gericht der Vertrag, der nur entworfen und vorläufig unterschrieben war, vollzogen wird, zu welchem Behufe die Anzahlung geleistet wird und die fast immer notwendigen Eintragungen in das Hypothekenbuch gemacht werden. Letztere fallen nur bei Verkäufen ohne Haus weg. Es ist darüber wenig zu sagen; vielmehr verläuft alles dabei nach gesetzlich feststehender Weise.

Nach erfolgter Übernahme, bald früher, bald später, findet gewöhnlich bei dem Käufer Ernüchterung statt und Enttäuschung. Meist erfolgt ein kleiner moralischer Katzenjammer, sehr selten findet man, dafs man sich die Sache zu ungünstig vorgestellt hatte. Diese Ernüchterung ist eine ganz naturgemäfse, und man thut sehr unrecht, dem Verkäufer dabei gleich eine Schuld zuzuschieben. Wer sich für hineingefallen hält, der messe nur sich selber die Schuld bei und hadere nicht mit seinem Vorgänger. In den meisten Fällen ist dies sogar unklug, da man durch alle möglichen Umstände auf gutes Einvernehmen mit dem Vorgänger angewiesen zu bleiben pflegt. Wer glaubt, getäuscht zu sein, was, wie schon gesagt, die Regel trotz aller Vorsicht sein dürfte, der kann nichts schlechteres thun, als gleich wieder an den Verkauf zu denken. Im Gegenteil, nun heifst's erstens arbeiten, zweitens und drittens ebenso, um den Fehlgriff auszuwetzen.

Jammer und Grimm und feiges Flüchten hilft nun nichts, sondern vorwärts! muſs die Losung sein, Hemdärmel auf und frisch in die Arbeit. Freilich mit dem beliebten, bisher vielleicht einzig gewohnten, allerorten geübten, von der Kollegenschaft allerwärts gepriesenen pharmazeutischen Schlendrian und dem handwerksmäſsigen Abhaspeln des pharmazeutischen Tagewerks wird es nichts sein. Man halte sich vielmehr einzig an das Gebot: make money! und man wird finden, daſs in Jahr und Tag die Verhältnisse ein ganz anderes Gesicht bekommen. Man wird zur Einsicht gelangen, daſs der alte Gott noch lebt und selbst unverhofft noch oft kommt. Man halte sich vor allem an das Sprichwort: „Hilf Dir selbst, so hilft Dir Gott", dann wird noch alles gut werden können.

Wer dagegen feige die Flinte ins Korn wirft, nicht Hand noch Fuſs rührt, nur daran denkt, jemand anders hineinzulegen, vielleicht mit Verlust verkauft, der wird sicher von Stufe zu Stufe sinken. Denn man erinnere sich, daſs jeder Verkauf mit Kosten verknüpft ist, daſs jeder welcher den Verkauf beabsichtigt, vom Augenblick des Entschlusses an, zu arbeiten aufzuhören pflegt, daſs es sehr schwer ist, ein neues Geschäft zu finden, und daſs überhaupt, wenn ein Fortschritt nicht stattfindet, schon dies einen Rückschritt bedeutet. Selbst ein Verkauf mit Gewinn kann noch ein Rückschritt sein. Denn während der auf den Verkauf folgenden Feierzeit wird nichts verdient, der Verkauf kostet Geld: An Gerichtskosten, Kosten für den Unterhändler und Umzugskosten. Dasselbe findet bei einem neuen Kauf statt. Das beste Geschäft macht im allgemeinen der, welcher seſshaft bleibt, nicht der Apothekerhändler, der, von Ort zu Ort ziehend, von der Steigerung der Apothekenkaufpreise lebt. Solche Nomaden kommen selten auf einen grünen Zweig, denn: Rollender Stein setzt kein Moos an, sagt der Engländer, und Moses und die Propheten auch nicht. Drum also nochmals: Wer sich enttäuscht sieht, der harre aus und denke, daſs diese Sache die natürlichste von der Welt ist, die jedem begegnet. Allein jeder sorge auch zuvor, d. h. vor Eingehung eines Kaufes, dafür, daſs er nicht leichtsinnig in ein Geschäft hineintappt, um sich nachher sagen zu müssen, daſs er selber an seinem Fehlgriff die Schuld trägt. Denn die Reue über selbstverschuldetes Unglück ist schwer, während man über das Unglück, welches man selber nicht verschuldet hat, leichter hinwegkommt. Damit es aber jugendlicher Unerfahrenheit leichter falle, mancherlei Klippen zu vermeiden, welche ihr drohen, habe ich diese Zeilen geschrieben. Freilich können sie lange nicht erschöpfend sein bei der ungeheuren Mannigfaltigkeit der in Betracht kommenden Verhältnisse. Es bleibt noch genug dem eigenen Nachdenken überlassen. Allein sie können wenigstens dazu beitragen, daſs hier und da jemand vor Schaden bewahrt bleibt und daſs vor allen Dingen das verwünschte Kaufen nach dem so und so vielfachen vom Umsatz ganz aufhört, von dem man immer noch in den Zeitungsanzeigen hin und wieder zu lesen bekommt.

MIX
Papier aus verantwortungsvollen Quellen
Paper from responsible sources
FSC® C105338

If you have any concerns about our products,
you can contact us on
ProductSafety@springernature.com

In case Publisher is established outside the EU,
the EU authorized representative is:
**Springer Nature Customer Service Center GmbH
Europaplatz 3, 69115 Heidelberg, Germany**

Printed by Libri Plureos GmbH
in Hamburg, Germany